AF252266

LEÇONS

D'OPHTHALMOSCOPIE

Paris. — Imprimerie de E. Martinet, rue Mignon, 2.

LEÇONS
D'OPHTHALMOSCOPIE

PAR

LE DOCTEUR SCHWEIGGER

Professeur à l'Université de Berlin

TRADUITES DE L'ALLEMAND

Par le Docteur HERSCHELL

A PARIS.

Avec 3 planches et des figures intercalées dans le texte,

PARIS

GERMER BAILLIÈRE, LIBRAIRE-ÉDITEUR

rue de l'École-de-Médecine, 17.

Londres | **New-York**
Hipp. Baillière, 219, Regent-street. | Baillière brothers, 440, Broadway.

MADRID, C. BAILLY-BAILLIÈRE, PLAZA DEL PRINCIPE ALFONSO, 16.

1865

PRÉFACE

Les pages suivantes contiennent les leçons faites par moi à la clinique du professeur de Graefe. Mon but principal est de donner un résumé des faits anatomiques qui sont la clef de l'intelligence des images ophthalmoscopiques. J'ai cru devoir compter sur la connaissance, de la part du lecteur, des principes élémentaires de l'optique; en même temps que j'ai cru devoir m'abstenir de la description de l'arsenal si riche des instruments ophthalmoscopiques.

Au lieu d'images ophthalmoscopiques, j'ai préféré donner une série de dessins anatomiques faits avec une grande exactitude par M. le docteur Peltesohn, d'après mes préparations. Pour rendre ces dessins aussi fidèles que possible, on ne pouvait pas éviter certains détails résultant uniquement de la préparation. Mais toutes les fois qu'ils pourraient donner lieu à des erreurs, le commentaire des figures en indiquera la rectification.

Les dessins, faits à un grossissement de 20 diamètres, représentent tous des états pathologiques ou extraordinaires du nerf optique et remarquables sous le point de vue du diagnostic ophthalmoscopique.

J'aurais augmenté volontiers le nombre de ces dessins, en y ajoutant les maladies de la rétine et de la choroïde; mais, ces derniers auraient exigé un grossissement qu'il est impossible d'obtenir à l'aide de l'ophthalmoscope. Ceci explique pourquoi j'ai cru devoir m'arrêter à la seule description des images ophthalmoscopiques. J'ose cependant espérer que le lecteur voudra bien me tenir compte des efforts que j'ai faits pour utiliser, pour leur intelligence et leur interprétation réciproques, tout aussi bien les recherches microscopiques et ophthalmoscopiques que les observations cliniques.

On s'est efforcé de faire disparaître de la traduction française certaines imperfections qui avaient été remarquées dans l'édition allemande. Je m'empresse de remercier M. le docteur Herschell du concours qu'il a bien voulu me prêter dans cette circonstance.

Dr C. SCHWEIGGER,

Professeur de médecine à l'Université de Berlin.

Berlin, février 1865.

TABLE DES MATIÈRES.

L'ophthalmoscope. Image du fond de l'œil projetée par l'appareil
dioptrique de cet organe. Autophthalmoscopie à l'image droite.
Examen autophthalmoscopique des yeux myopes et hypermétropiques. Éclairage ophthalmoscopique. Origine de la couleur
noire de la pupille. Examen à l'image droite. Étendue du champ
visuel. Correction de la réfraction de l'œil examiné et de celui
de l'observateur. Image renversée. Grossissement. Étendue du
champ visuel. Correction de la réfraction de l'œil examiné et de
celui de l'observateur. Image renversée. Grossissement. Étendue
du champ visuel. Ophthalmoscope immobile. Ophthalmoscope
binoculaire. Micrométrie ophthalmoscopique.

Éclairage focal. Opacités de la cornéé.

Système lenticulaire. Cataracte sénile. Cataracte noire. Cataracte
corticale. Opacités partielles. Cataracte stratifiée. Opacités du
noyau de la lentille. Cataracte du pôle postérieur. Cataracte
centrale antérieure. Cataracte capsulaire. Cataracte secondaire.
Volume trop petit du système lenticulaire. Luxation de la lentille.

Opacités du corps vitré. Petites opacités immobiles et opacités
membraneuses du corps vitré. Examen du corps vitré à l'image
renversée.

Cysticerques dans les parties profondes de l'œil.

Hypermétropie. Myopie. Astigmatisme.

Méthodes de l'examen du fond de l'œil.

Pigmentation de la choroïde. Parenchyme choroïdal. Espaces intervasculaires. Épithélium choroïdal.

Rétine. Visibilité de la substance rétinienne. Miroitement de la rétine. *Macula lutea* et *fovea centralis*. Vaisseaux rétiniens. Pulsation veineuse. Pulsation artérielle. Papille.

Lamelle criblée. Variétés anatomiques de la papille. Excavation physiologique. Examen ophthalmoscopique des différences du niveau du fond de l'œil. Limites de la papille et de la sclérotique. Anneau choroïdal. Liséré sclérotical.

Atrophie secondaire, suite de myopie; caractères anatomiques; caractères ophthalmoscopiques. Sclérotico-choroïdite postérieure; staphylôme postérieur. Altérations disséminées de la choroïde; caractères anatomiques; caractères ophthalmoscopiques, choroïdite et pigmentation de la rétine. Exsudations choroïdales; choroïdite exsudative et infiltration de la rétine. Cicatrices de la choroïde. Colobome de la choroïde.

Opacité de la rétine, suite de fibres nerveuses à doubles contours. Hypérémie de la rétine.

Rétinite. Rapport entre l'état ophthalmoscopique et les troubles visuels. Opacités inflammatoires de la rétine. État des vaisseaux. Rétinite albuminurique, état anatomique. Tuméfaction de la rétine et de la papille; hypertrophie du tissu conjonctif des couches internes et externes; altérations des vaisseaux; dégénérescence graisseuse; altérations des éléments nerveux de la rétine. Participation du corps vitré et de la choroïde. Examen ophthalmoscopique de ces altérations. Rétinite syphilitique et leucocythémique. Rétinite près de la *macula lutea*. Foyers hémorrhagiques de la rétine.

Pigmentation de la rétine. Caractères anatomiques; pigmentation des vaisseaux rétiniens. Passage de pigment choroïdal dans la rétine, par suite de rétinite et de choroïdite. État ophthalmoscopique.

ERRATA

Page   3, ligne 9 : simple miroir plan, même non étamé *lisez* simple verre
      plan non étamé

—   9, —   7 : sur ce point *lisez* de ce point

—   9, —   8 en bas : Une petite partie périphérique seulement du
      miroir *lisez* Une petite partie seulement du miroir,
      c'est-à-dire le bord de la perforation centrale etc.

—   13, —   7 en bas : l'œil ; *lisez* l'œil

—   14, —   .3 : par l'ophthalmoscope *lisez* par l'ophthalmoscopie

—   16, —   4 : reflétée *lisez* projetée

—   18, —   8 : l'œil observé *lisez* l'œil de l'observateur

—   19, —   4 : 12″ *lisez* 2″

—   20, —   12 en bas : commencez l'alinéa au mot Quant à, et suppri-
      mez l'alinéa suivant.

—   28, —   5 en bas : les rayons *ap lisez* les rayons *ar*

—   28, —   2 en bas : *l a′ lisez l a*

—   39, —   2 en bas : *pyramidal* lisez *pyramidale*

—   44, —   13 : ces *lisez* des

—   46, —   1 et 2 : *lisez* L'examen du corps vitré, à l'image renversée,
      se fait etc.

—   50, —   13 : $\frac{1}{f} + \frac{1}{f}$ *lisez* $\frac{1}{f} + \frac{1}{f'}$

—   52, —   6 : allongé *lisez* allongée

—   53, —   15 en bas : le forme *lisez* la forme

—   60, —   1 : marqués *lisez* masqués

—   61, —   2 : transverses *lisez* transversales

—   68, —   4 : se trouver au centre du nerf optique, est situé plutôt
      près de la périphérie, du côté de la *macula lutea*,
      et que les vaisseaux du centre s'élèvent, etc. *lisez*
      Müller a constaté par l'autopsie de plusieurs cas
      semblables que l'excavation etc.

—   78, —   3 en bas : dans le premier cas *lisez* dans le dernier cas

Page   80, ligne   8 : ophthalmologiques *lisez* ophthalmoscopiques

—   89, —   5 : *supprimez* l'alinéa.

—   91, —   7 : MODIFICATIONS *lisez* ALTÉRATIONS DE LA RÉTINE

—   104, —   8 : d'être examinés *lisez* on les examine le mieux à l'image droite.

—   113, —   15 et 16 : c'est-à-dire *lisez* dans ces cas aussi

—   115, —   3 en bas : semblable *lisez* semblables

—   119, —   6 : souvent *lisez* rarement

—   124, —   3 en bas : située *lisez* situé

—   125, —   16, *supprimez les mots* de l'observateur

—   129, —   5 et 6 : les cicatrices de la cornée qui se compliquent facilement d'ectasies *lisez* les cicatrices de la cornée devenues ectasiques.

—   129, —   8 : ophthalmologique *lisez* ophthalmoscopique

—   131, —   8 en bas : genre *lisez* ce genre

—   132, —   10 en bas : crânienne *lisez* intra-crânienne

—   134, —   13 et page 135, ligne 1 en bas : Laemisch *lisez* Saemisch

—   142, —   5 à 7 en bas : *au lieu de* cet alinéa *lisez* Au moment de pratiquer la coupe transversale du côté interne de la rétine, les restes de la pupille furent enlevés du même coup de la cavité de l'excavation.

LEÇONS

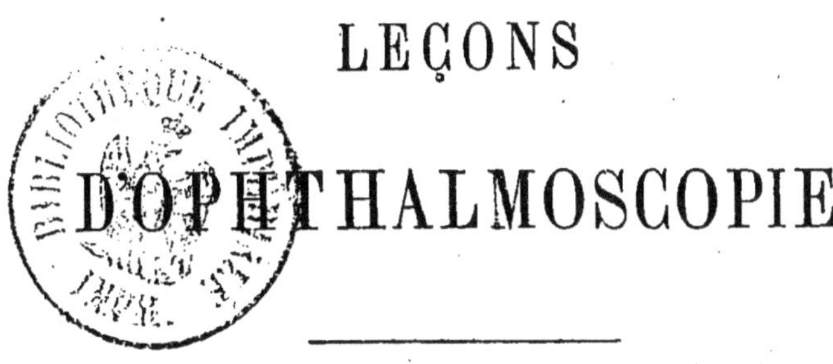# D'OPHTHALMOSCOPIE

I

DE L'OPHTHALMOSCOPE ET DES MÉTHODES D'EXAMEN OPHTHALMOSCOPIQUE.

Le premier ophthalmoscope fut construit par M. Helmholtz en 1851. Cet instrument avait ceci de particulier, que le miroir destiné à l'éclairage de l'œil était transparent : il se composait tout simplement de verres plans, non étamés, au nombre de trois, superposés les uns aux autres, placés, d'après un calcul qu'il serait trop long d'expliquer ici, sous un angle de 70 degrés par rapport à l'axe de l'instrument. Tandis que ces verres projetaient la flamme d'une lampe placée à côté de l'œil observé dans ce dernier, dont la pupille s'illuminait d'un éclat rougeâtre, leur transparence permettait en même temps à l'observateur d'én examiner l'intérieur. Ceci prouve que des rayons lumineux provenant de cet œil ont dû pénétrer dans celui de l'observateur. Quant à la couleur rouge de la lumière reflétée par les membranes internes, elle est due à la grande quantité de vaisseaux que contiennent ces membranes et surtout la choroïde.

Cette couleur est tantôt un peu plus claire et tantôt un peu plus foncée, suivant le plus ou moins de pigment répandu dans ces membranes. Avec cet instrument, on peut apercevoir même les détails des membranes du fond de l'œil, en se servant surtout de verres de correction, ainsi qu'il sera expliqué plus tard (voyez *Examen à l'image droite*).

Mais Helmholtz a indiqué presque en même temps une autre méthode d'examiner le fond de l'œil, qui consiste à recueillir, au moyen d'un verre convexe d'un foyer d'environ 2″, la lumière provenant du fond de cet organe, à sa sortie de la pupille. Par suite de l'action dioptrique du verre convexe, il se produit alors une image renversée du fond de l'œil, ainsi que nous verrons plus loin (voyez *Examen à l'image renversée*).

L'ophthalmoscope imaginé par Helmholtz fut bientôt remplacé par d'autres instruments; car on devait bientôt s'apercevoir qu'on produirait un éclairage bien plus convenable en se servant de miroirs étamés, perforés au centre. C'est Ruëte qui a le mérite d'avoir démontré peu de temps après les grands avantages que pourraient offrir à l'éclairage ophthalmoscopique les miroirs concaves perforés au centre, et depuis lors ces miroirs, d'un foyer d'environ 7″, ont été généralement adoptés dans l'ophthalmoscopie.

Au lieu de miroirs concaves, on peut se servir avec le même avantage, suivant M. Coccius, d'un miroir plan combiné avec un verre convexe placé latéralement et qui sert à augmenter l'intensité de l'éclairage. On a également ment cherché à tirer parti du principe de la réflection totale de la lumière par les verres prismatiques, mais les avantages de ce genre d'éclairage n'ont pas paru assez importants.

Dans la pratique, les appareils les plus simples sont incontestablement les meilleurs. Dans beaucoup de cas, par exemple, pour faire l'examen à l'image droite, un simple miroir plan, même non étamé, et perforé au centre suffit, et il présente en même temps l'avantage de ne presque pas fatiguer le malade ; dans certains cas, souvent même, c'est là l'instrument qu'on devrait préférer à tous les autres. Les opacités délicates des milieux réfringents : du corps vitré, de la lentille ou de la cornée, ne sauraient être mieux examinées qu'à l'aide de cet instrument. Avec un éclairage plus intense produit par un miroir concave, ces opacités, au contraire, seraient plus difficiles à reconnaître.

Quant à moi, je donne la préférence aux miroirs plans, dans tous les cas où il s'agit de décider si le trouble de la vision d'un amblyopique est produit par des opacités des milieux réfringents, ou si, en dehors de ces dernières, il existe d'autres causes du défaut de la vision. Pour l'examen à l'image renversée, le miroir plan est moins avantageux. La clarté produite par un miroir plan se répand, il est vrai, sur le champ visuel tout entier, mais il est trop faible, et, dans l'examen à l'image renversée, c'est précisément l'intensité de l'éclairage qui offre le plus d'avantages.

On préfère donc, pour l'examen à l'image renversée,

un miroir concave d'un foyer d'environ 7″, ou la combinaison d'un miroir plan avec un verre convexe d'un foyer d'environ 8″. Cette dernière combinaison présente encore le grand avantage de permettre de changer à volonté la force du verre convexe et de donner ainsi un foyer variable au miroir, dont on pourrait d'ailleurs se servir comme miroir plan en écartant le verre convexe. Mais, comme l'usage de cet appareil est un peu plus incommode que celui des miroirs concaves, et comme, d'autre part, le miroir plan, une fois qu'on s'y est habitué, peut devenir pour ainsi dire indispensable, j'ai imaginé une combinaison de ce dernier avec le miroir concave. Les deux miroirs sont ajustés l'un à l'autre par leurs surfaces postérieures, et un diaphragme perforé au centre, tournant sur son axe, peut cacher celui des miroirs dont on ne veut pas se servir et qui, par conséquent, reste tourné du côté de l'observateur.

Le nombre immense d'ophthalmoscopes imaginés peu de temps après l'invention de cet instrument se compose donc, à peu d'exceptions près, de ces deux éléments essentiels, à savoir : un miroir concave pour l'éclairage de l'œil et un verre convexe pour la production de l'image renversée. Cependant certains auteurs, croyant pouvoir produire des effets plus avantageux encore, ont immobilisé le miroir et le verre convexe, afin de pouvoir recueillir l'image renversée du fond de l'œil dans un tuyau fumé à l'intérieur ; mais il nous est impossible de donner ici la description de ces appareils nombreux, préconisés tour à tour, souvent très-compliqués et, pour la plupart, complétement inutiles. En général, moins un ophthalmoscope sera compliqué, plus il sera facile à manier, et plus aussi il rendra de services dans la pratique ; plus, au contraire, il est compliqué, et plus un observateur, même exercé, s'en trouvera gêné. Car, toutes les fois qu'il s'agit d'examiner à fond et en même temps promptement toutes les parties de l'œil accessibles à l'ophthalmoscope, il est indispensable de tenir en main à la fois le miroir et le verre convexe pour faire l'examen à l'image renversée.

Avant d'exposer en détail l'usage de l'ophthalmoscope, il reste à examiner plus particulièrement les conditions qui rendent l'usage de cet instrument pour ainsi dire indispensable.

Quoique les milieux réfringents soient transparents, nous ne pouvons cependant apercevoir aucun détail du fond de l'œil. Au contraire, la pupille est remplie d'un fond noir impénétrable.

On croyait autrefois que la couleur noire normale de la pupille était le résultat de l'absorption de la lumière par le pigment choroïdal. Mais, s'il en était ainsi, l'ophthalmoscopie serait tout à fait impossible. Heureusement, le fait qui servait autrefois à expliquer cette manière de voir, à savoir : la lueur qu'on observe dans la pupille des albinos, admet une explication toute différente, ainsi que M. Donders l'a prouvé. Cette lueur n'est point produite par la lumière qui, après avoir pénétré dans la pupille, serait reflétée par le fond de l'œil d'une manière plus intense, par suite de l'absence absolue de pigment. Il suffit, du reste, pour le prouver, de cacher l'œil par un carton au centre duquel on a pratiqué une ouverture de la grandeur de la pupille, et immédiatement on la verra devenir aussi noire que la pupille normale. De cette expérience il résulte que la lueur de la pupille des albinos est produite par l'état de transparence des membranes de leurs yeux, surtout de l'iris ; transparence, qui permet à une grande quantité de lumière de se répandre d'une manière diffuse sur le fond de l'œil.

Il peut arriver, d'ailleurs, dans certaines conditions pathologiques, que la lumière obliquement projetée, surtout lorsque la pupille est très-large, éclaire certains corps, par exemple, des tumeurs développées dans l'œil, des opacités du corps vitré ou des décollements de la rétine situés tout près de la surface postérieure de la lentille, de telle mamière qu'ils la reflètent dans toutes les directions et, par conséquent, aussi dans le sens de l'axe visuel, de l'observateur. La pupille peut alors briller d'un éclat multicolore, état qu'on appelait autrefois œil chatoyant amaurotique, œil de chat.

De ce qui précède, il résulte que la couleur noire normale de la pupille est un effet d'optique, c'est-à-dire, qu'elle est la résultante de l'ensemble des conditions inhérentes à l'œil comme instrument optique.

Ordinairement, on compare l'œil à une chambre obscure, parce que l'image des objets extérieurs est projetée sur la rétine par les milieux réfringents. De même, on peut regarder la totalité du fond de l'œil comme un objet dont les milieux réfringents projettent une image virtuelle ou réelle. Car, ce fond de l'œil est éclairé et reflète la lumière, toutes les fois que l'organe n'est pas plongé dans l'obscurité.

On pourrait donc se demander : Si réellement les

milieux réfringents doivent refléter à chaque instant l'image du fond de l'œil, pourquoi ne les voit-on pas?

Pour répondre à cette question, il sera nécessaire d'examiner d'abord la marche suivie par des rayons provenant d'un point lumineux quelconque. Si l'œil est construit de manière que le fond de cet organe se trouve placé exactement à la distance focale de l'appareil dioptrique, un point lumineux très-éloigné projettera, dans ce cas, son image sur le fond de l'œil. Ce point du fond de l'œil devient alors à son tour un objet lumineux dont les rayons vont en divergeant dans toutes les directions. Un certain nombre de ces derniers traversent la pupille et, comme ce point lumineux du fond de l'œil se trouve à la distance focale de l'appareil dioptrique, ces rayons seront parallèles, c'est-à-dire retourneront au point lumineux dont ils proviennent. On verrait donc le fond de l'œil éclairé, c'est-à-dire la pupille s'illuminer au lieu de rester noire, si l'on pouvait recevoir dans son œil la lumière reflétée par le fond de cet organe. Mais on conçoit qu'à moins d'un appareil particulier, c'est une chose impossible. Car si l'observateur voulait recevoir dans son œil la lumière qui vient d'en sortir, moyennant un miroir, ce dernier intercepterait infailliblement les rayons qui arrivent dans la direction de l'axe visuel. Dans cette direction, la lumière ne pourra donc pas non plus sortir de l'œil, et l'image de la pupille, reflétée par le miroir, restera noire, malgré un certain nombre de rayons qui peuvent y être entrés par la périphérie. Mais les rayons entrés par la périphérie sortiront aussi par la périphérie.

Et pourtant, on peut, ainsi que M. Coccius l'a prouvé, s'arranger de telle manière que les rayons reflétés par le fond de l'œil de l'observateur y soient renvoyés et lui permettent d'en apercevoir les détails les plus délicats aux endroits éclairés, ou, en d'autres termes, on peut, à l'aide d'un ophthalmoscope d'un certain genre, examiner le fond de son propre œil avec ce même œil.

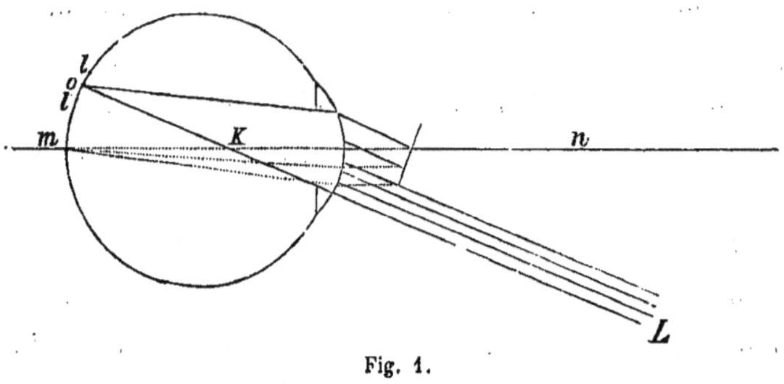

Fig. 1.

Si l'œil (fig. 1) est accommodé pour des rayons parallèles, si *mn* indique la direction de son axe visuel, si L est le point lumineux, dans ce cas, les rayons qui proviennent de ce point, se réuniront sur la ligne LK qui passe par le foyer optique de l'œil; mais, au lieu de se réunir sur la rétine, ils ne se réuniront qu'à une certaine distance derrière cette membrane. Il ne se formera donc point sur celle-ci une image de L, mais un cercle de lumière diffuse, *ll*, dont les rayons iront se répandre de tous côtés, absolument comme s'ils provenaient d'une source lumineuse.

Si l'on examine maintenant les rayons provenant du centre *o* de ce cercle éclairé, il est évident que ceux qui sortent par la pupille deviendront parallèles en poursuivant leur chemin dans la direction de l'axe **KL**. Si, maintenant, on cache une partie de la pupille par un miroir, il est évident que les rayons ne pourront pénétrer dans l'intérieur de l'œil que par la partie restée libre de la pupille. Ces rayons suffiront pour éclairer le fond de l'œil au point *o*. Comme la lumière diffuse qui se répand sur ce point et qui, en le traversant, occupe le champ pupillaire tout entier, rencontrera, par suite de l'accommodation de l'œil, le miroir sous la forme de rayons parallèles, il est évident que les rayons reflétés par ce dernier seront également parallèles ; et l'œil étant déjà accommodé pour ces rayons-là, il suffit de diriger convenablement le miroir, pour faire projeter l'image du point *o* sur la *macula lutea*. Dans la figure 1, on voit les rayons lumineux renvoyés dans l'œil indiqués par des lignes ponctuées.

On se sert donc de la moitié seulement du champ pupillaire pour l'éclairage du fond de l'œil, tandis que l'autre moitié sert à en projeter l'image reflétée sur le miroir. Il est utile, par conséquent, de dilater la pupille par une solution d'atropine ou de jusquiame, avant de faire cette expérience.

Une petite partie périphérique seulement du miroir devra servir ordinairement de surface réflétante, aussi est-il important que celle-là surtout soit d'un poli parfait. On se sert très-convenablement dans ces expériences de miroirs plans, perforés au centre ; par exemple, de celui de l'ophthalmoscope de M. Coccius.

En rapprochant le miroir tout près de l'œil, on aura soin de faire correspondre une partie du champ pupillaire avec la perforation centrale de l'instrument, tandis qu'une autre partie devra affronter la surface miroitante. Une lampe placée latéralement fait pénétrer de la lumière dans l'œil que l'on doit examiner, tandis que l'axe visuel de cet organe rencontre la surface du miroir, tout près de la perforation centrale. On aperçoit alors bientôt un petit reflet rougeâtre, dont la position varie suivant celle du miroir. Ce reflet est celui de la lumière provenant du fond de l'œil, et il est facile de reconnaître immédiatement certains détails de l'image du fond de l'œil, par exemple, des vaisseaux isolés de la rétine. Par des mouvements convenables du miroir et en changeant tant soit peu la direction de l'axe visuel, on peut ainsi examiner une grande partie du fond de son propre œil, et même, en suivant la direction des vaisseaux rétinéens, apercevoir la papille de son nerf optique. Dans cette expérience, la position la plus convenable à donner à la lentille destinée à l'éclairage dans l'ophthalmoscope de M. Coccius, c'est de la placer derrière le miroir, entre celui-ci et la lampe.

Pour faciliter cette expérience, M. Coccius a imaginé un petit instrument auquel il a donné le nom d'autophthalmoscope, et qui consiste en un cylindre long de 2″ et large de 1″, au bout antérieur duquel se trouve un miroir plan perforé et, à son bout postérieur, un verre convexe d'un foyer de 3″. Ce dernier est caché par un diaphragme dans lequel on a pratiqué une perforation excentrique large de ¼″. Cet appareil a l'avantage de faire toujours refléter l'image sur un fond noir.

Dans l'application de cette expérience, nous sommes

parti de la supposition que l'œil était accommodé pour des rayons parallèles; que, par suite, la lumière diffuse reflétée par le fond de l'œil formait des rayons parallèles après avoir traversé la pupille, et que, comme tels, ils étaient à leur tour renvoyés dans l'œil.

Il n'en sera pas exactement ainsi si l'œil n'est pas emmétropique, c'est-à-dire si la rétine ne se trouve pas au foyer des milieux réfringents. Si, par exemple, la rétine se trouve derrière la distance focale des milieux réfringents; si, en d'autres termes, l'œil est myope, alors la lumière diffuse reflétée par le fond de l'œil ne sera pas parallèle à sa sortie ; mais, au contraire, dans ce cas, chaque point du fond de l'œil projettera son image à une distance qui correspondra à la constitution optique de l'organe.

Il se formera, par conséquent, devant l'œil une image réelle renversée du fond de l'œil, image qui se trouvera d'autant plus rapprochée de l'organe que la rétine sera située plus en arrière de la distance focale des milieux réfringents.

La lumière diffuse reflétée par la partie éclairée du fond de l'œil formera alors, après avoir traversé la pupille et au moment de rencontrer le miroir, des rayons convergents qui resteront les mêmes après en avoir été reflétés, et se réuniront, par conséquent, à une grande distance en avant de la rétine. Il va sans dire que, dans des cas pareils, des images distinctes de la rétine ne pourront pas se former. Cependant, on peut remédier à cet inconvénient par une correction optique qui permettra même aux myopes d'examiner leur fond de l'œil à l'aide de l'ophthalmoscope.

Supposons, par exemple, que la rétine sé trouve assez en arrière de la distance focale des milieux réfringents, pour que l'image renversée du fond de l'œil soit projetée à une distance de 8″ ; supposons encore qu'on approche le miroir assez près de l'œil pour pouvoir laisser hors de calcul la distance entre la cornée et le miroir et que, par conséquent, les rayons lumineux convergent, après leur sortie de la pupille, vers un point situé à une distance de 8″ de l'œil ou du miroir ; dans ce cas, si l'on a soin de combiner un verre concave de 8″ avec le miroir, ces rayons seront parallèlles en rencontrant le miroir et seront reflétés dans la même direction. Mais, en traversant de nouveau le verre concave, ces rayons subiront une nouvelle déviation, de sorte qu'ils rencontreront finalement la cornée dans le même état de divergence que s'ils provenaient d'un objet situé à 8″ de distance. Les conditions nécessaires à la formation d'une image distincte de la rétine dans l'examen autophthal-moscopique se trouveront donc réunies, si le myope ajoute au miroir le verre concave qui corrige sa myopie, c'est-à-dire avec lequel il voit distinctement les objets éloignés.

Si la rétine se trouve en avant de la distance focale de l'appareil dioptrique, ou, en d'autres termes, si l'état opposé à la myopie, c'est-à-dire l'hypermétropie existe, il sera nécessaire de corriger cette anomalie en forçant son accommodation ou en combinant le miroir d'un verre convexe, pour que les rayons provenant du fond de l'œil puissent devenir parallèles en rencontrant le miroir.

Nous avons dû insister sur l'examen autophthalmoscopique, parce que cet exercice préparatoire offre une grande utilité pour le maniement de l'ophthalmoscope en général. Nous avons trouvé, en même temps, l'occasion d'expliquer quelques-uns des principes fondamentaux de l'ophthalmoscopie; et maintenant nous allons en exposer les détails.

Le point essentiel dans l'éclairage ophthalmoscopique est de faire pénétrer la lumière dans l'œil observé suivant direction de l'axe visuel de l'observateur, car c'est à cette condition seulement que la lumière peut sortir de l'œil dans la même direction.

Si l'on observe un œil dans les conditions ordinaires de l'éclairage, la tête de l'observateur empêche qu'une quantité suffisante de rayons lumineux pénètre dans celui-là, suivant la direction de son axe visuel. Il s'ensuit qu'il ne saurait en sortir davantage dans cette direction, et c'est, comme on l'a dit, la raison principale de la couleur noire normale de la pupille. En dehors de l'éclairage ophthalmoscopique, on ne verra la pupille éclairée par la lumière reflétée par le fond de l'œil qu'à la seule condition que tout près de l'axe visuel de l'observateur, mais pas dans la même direction, il pénètre de la lumière dans l'œil observé et, de plus, ce dernier ne devra pas être accommodé pour la distance de la source lumineuse. C'est dans ces conditions qu'il se produit sur le fond de l'œil un cercle de lumière diffuse, et c'est seulement d'une partie de ce cercle éclairée que la lumière peut pénétrer dans l'œil de l'observateur. Cette méthode d'éclairer la pupille a été indiquée par M. Brücke, et l'autophthalmoscopie, inventée par M. Coccius, est fondée sur le même principe.

La première condition à remplir par l'ophthalmoscope ι sera, par conséquent, de faire pénétrer de la lumière dans l'œil observé, suivant la direction de l'axe visuel de l'observateur.

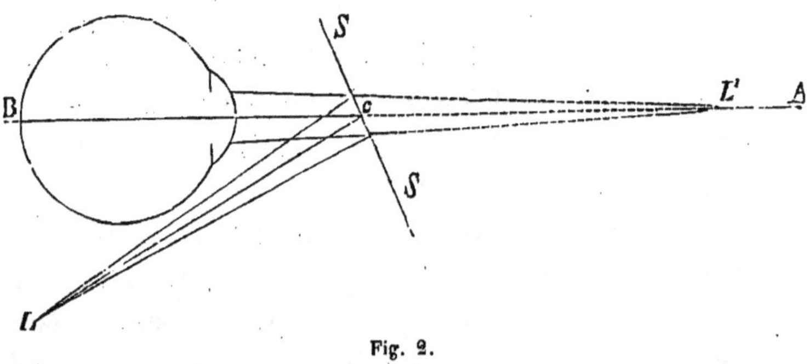

Fig. 2.

Un verre plan pourrait y suffire au besoin. Dans la figure 2, AB indique la direction de l'axe visuel de l'observateur, L un point lumineux placé à côté de l'œil observé, et S un verre plan, ou un miroir plan perforé au point c. Si, maintenant, S se trouve placé perpendiculairement à la bissectrice de l'angle LcB, la lumière provenant de L prendra une divergence égale à celle qu'elle prendrait si elle provenait de L'. La lumière qui pénètre dans l'œil suivant la direction de l'axe visuel de l'observateur représenté par la ligne AB, sortira également de la pupille suivant la même direction, après avoir été reflétée d'une manière diffuse par la partie éclairée du fond de l'œil. Elle pourra, par conséquent, pénétrer de nouveau dans un œil placé derrière le miroir au point c. La pupille

de l'œil observé se présentera alors avec une couleur rouge
éclatante. Mais, là ne peut pas se borner évidemment la
tâche de l'ophthalmoscopie, qui est d'examiner les détails
du fond de l'œil, ou, en d'autres termes, de réunir en une
image nette, sur la rétine de l'observateur, les rayons
sortant de la pupille de l'œil observé.

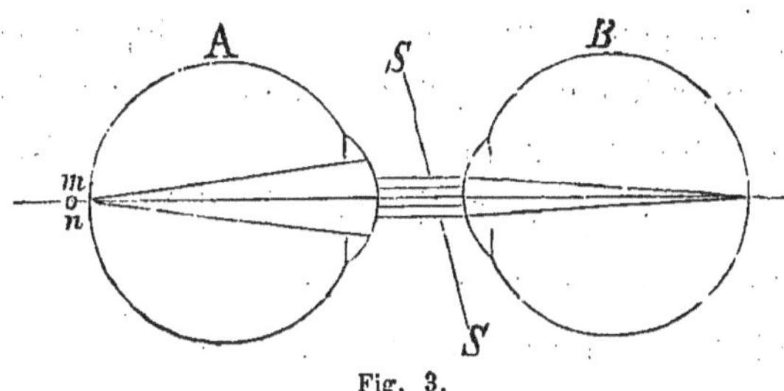

Fig. 3.

Si (fig. 3) une partie du fond de l'œil A, est éclairée
ophthalmoscopiquement par le miroir perforé S et reflète, par conséquent, de la lumière, alors l'état de cette
lumière sortie de la pupille, varie suivant que le fond de
l'œil se trouve ou à la distance focale principale des milieux réfringents ou plus loin en arrière. Dans le premier
cas, c'est-à-dire si l'œil A est emmétropique, la lumière
reflétée par le fond de l'organe prendra une direction
parallèle après sa sortie de la pupille (voy. fig. 1). Le
point o, par exemple, fournit le faisceau de rayons lumineux indiqué à la fig. 3. Si maintenant l'œil B est accommodé de telle manière que des rayons qui rencontrent la
cornée dans une direction parallèle, doivent se réunir sur
la rétine en un seul point lumineux, alors la lumière
provenant du point o (de l'œil A) produira sur la rétine
de l'œil B un point lumineux nettement tranché.

Pour fixer le point *m* situé plus haut que le point *o*, l'axe visuel de l'œil B devra être dirigé vers le haut, et pour fixer le point *n*, il faudra le diriger vers le bas. On voit alors l'image droite virtuelle du fond de l'œil reflétée par les milieux réfringents de l'œil A, c'est-à-dire on voit le fond de l'œil à travers les milieux réfringents comme à travers une loupe. Il s'ensuit que l'étendue du champ visuel qu'on peut embrasser d'un coup, dépend, comme dans toutes les loupes, de leur ouverture, c'est-à-dire de la largeur de leur diaphragme et, en outre, de la distance à laquelle elles se trouvent de l'œil de l'observateur. En rapprochant le diaphragme tout près de l'œil, on obtient un champ visuel qui sera tout au plus de l'étendue de ce dernier.

De ce qui précède il résulte que, pour l'examen du fond de l'œil à l'image droite, le champ visuel qu'on peut embrasser d'un coup sera toujours un peu plus petit que la pupille de l'œil observé, quand même celui-ci et celui de l'observateur se seraient rapprochés jusqu'à une distance excessivement petite.

Les yeux à pupilles très-étroites sont, par conséquent, plus difficiles à examiner que ceux dont les pupilles sont plus larges, et plus ces dernières seront petites, plus aussi il faudra se rapprocher de ces yeux pour les examiner. Les cas de ce genre présentent certaines difficultés aux personnes peu exercées à l'ophthalmoscopie. Car, en approchant considérablement son œil de l'œil malade, on est amené à forcer insensiblement son accommodation, et cette tension fait disparaître la condition première d'un examen exact du fond de l'œil, condition qui consiste précisément pour l'observateur à accommoder son œil pour des rayons parallèles.

Un observateur emmétropique devra donc s'exercer à faire l'examen, à l'image droite, sans aucun effort de l'accommodation et voilà pourquoi l'autophthalmoscopie, qui n'est possible qu'à cette condition, est un exercice si utile.

Mais, si le fond de l'œil est situé en avant de la distance focale principale des milieux réfringents, c'est-à-dire : s'il est hypermétropique, alors les rayons parallèles qui rencontrent la cornée, ne se réuniront que derrière la rétine, et cet œil aura besoin de verres convexes pour recueillir sur la rétine des images nettes d'objets éloignés ou, en d'autres termes, il aura besoin de rayons qui rencontrent la cornée à l'état de convergence. Il s'ensuit que les rayons provenant d'un point du fond de l'œil, au lieu d'être parallèles, seront divergents à leur sortie, absolument comme s'ils provenaient d'un point virtuel situé derrière cet organe. Plus la rétine se trouvera en avant de la distance focale des milieux réfringents, plus aussi l'image virtuelle de ce point sera rapprochée de l'œil et plus divergents aussi seront les rayons, après leur sortie de la pupille. Si donc, par exemple, la réfraction de l'œil est telle qu'à un relâchement absolu de l'accommodation, il perçoive distinctement les objets éloignés, à l'aide d'un verre convexe de 12″, il en résulte que les rayons provenant d'un point lumineux éloigné, seront convergents lorsqu'après avoir traversé le verre convexe, ils rencontrent la cornée. Cette convergence est telle qu'ils se réuniraient à 12″ derrière la cornée (en ne tenant pas compte de la distance entre le verre convexe et la cornée).

D'un autre côté, les rayons provenant d'un point du fond de l'œil prendront, dans ce cas, après avoir traversé les milieux réfringents, une direction divergente égale à celle qu'ils auraient, s'ils provenaient d'un point situé à 12″ derrière la cornée, c'est-à-dire : que les milieux réfringents produisent une image virtuelle droite du fond de l'œil, dont la position apparente serait de 12″ derrière cet organe. C'est pour cette distance que l'œil observé devra donc être accommodé.

Une image droite virtuelle quelconque est d'autant plus petite qu'elle est plus rapprochée du verre convexe qui vient de le projeter et, par conséquent, plus le fond de l'œil sera situé en avant de la distance focale principale des milieux réfringents, moins considérable aussi sera le grossissement de l'image ophthalmoscopique.

Si le fond de l'œil se trouve derrière la distance focale principale de l'appareil dioptrique, c'est-à-dire : si l'œil est myope, les rayons provenant d'un point lumineux éloigné se réuniront dans un point en avant de la rétine, et ce point lumineux devra être rapproché de l'œil jusqu'à la distance qui permette d'en recueillir l'image sur la rétine. Par contre, les rayons provenant d'un point quelconque du fond de l'œil devront, après leur passage à travers les milieux réfringents, converger vers la même distance. Les rayons provenant de l'œil seront donc convergents en pénétrant dans l'œil de l'observateur et, par conséquent, ne pourront pas produire une image nette sur la rétine, sauf le cas où l'observateur serait lui-même hypermétropique. Supposons maintenant que le fond de l'œil se trouve suffisamment éloigné de la distance focale des milieux réfringents, pour répondre au cas, où ceux-ci en projetteraient une image renversée et amplifiée à une distance de 12″ de cet organe, dans ce cas, si la distance entre l'œil malade et celui de l'observateur est de 12″, les rayons lumineux provenant du fond de cet œil arriveront à celui de l'observateur dans un tel état de convergence, qu'en les prolongeant ils iraient se réunir à 10″ derrière l'œil de l'observateur. Si, dans ces conditions, l'observateur est armé d'un verre concave d'un foyer de 10″, les rayons lumineux qui convergeraient vers le foyer négatif de ce verre auront, après l'avoir traversé, une direction parallèle et devront rencontrer l'œil de l'observateur dans la même direction. Il faut donc se servir de verres concaves pour examiner, à l'image droite, le fond de l'œil des myopes, lesquels verres seront encore un peu plus forts que ceux qui sont nécessaires pour corriger leur myopie.

Jusqu'ici, il a été supposé que l'œil de l'observateur était emmétropique. Il reste encore à indiquer brièvement les modifications qui se présentent toutes les fois qu'il est ou myope ou hypermétropique.

Si l'observateur est hypermétropique, si, par conséquent, les rayons convergents fournissent à sa rétine des images nettes, il pourra examiner des images droites sans l'aide de verres concaves, pourvu que le degré de myopie de l'œil observé soit un peu inférieur à celui de l'hypermétropie de l'observateur ; tandis que, pour les degrés plus avancés de myopie, les verres concaves sont indispensables à l'observateur. Pour l'examen des yeux emmétropiques, et, à plus forte raison, pour celui des yeux hypermétropiques, l'observateur hypermétropique devra accommoder son œil pour des rayons parallèles, soit en forçant son accommodation, soit en se servant de verres convexes.

Si l'observateur est myope, il aura besoin, pour l'examen des yeux emmétropiques, du verre concave correspondant au degré de sa myopie, c'est-à-dire : du verre concave le plus faible qui permette encore à sa rétine de recueillir des images nettes d'objets éloignés. Pour examiner des yeux hypermétropiques, des verres concaves plus faibles lui suffiront, variant suivant le degré de l'hypermétropie et, enfin; pour l'examen des yeux myopes, il se servira d'un verre concave dont le foyer résulte de l'addition du degré de myopie de l'œil observé et de celui de l'observateur; mais il est avantageux de choisir un verre encore un peu plus fort, en tenant compte de la distance qui existe entre l'œil observé et celui de l'observateur. Généralement, il conviendra d'appliquer les verres de correction derrière les miroirs. Quant à l'examen du fond de l'œil à l'image renversée, on le fait de la manière suivante :

On obtient une image physique o' du point o, si (fig. 4) le fond de l'œil se trouve à la distance focale des milieux réfringents, c'est-à-dire : si les rayons provenant du point o, parallèles à leur sortie de la pupille, sont recueillis sur un verre convexe; l'image se trouvera alors à la distance focale de ce verre.

On peut calculer l'endroit où devra se trouver l'image de n, de la manière suivante : le rayon nk qui traverse le foyer de l'œil, est le rayon principal et indiquera la

direction du faisceau de rayons lumineux provenant de
n, après sa sortie de l'œil. Le rayon *cn'* qui est parallèle
à *nk* et traverse le centre optique du verre convexe,
forme la ligne sur laquelle se trouvera l'image de *n*.

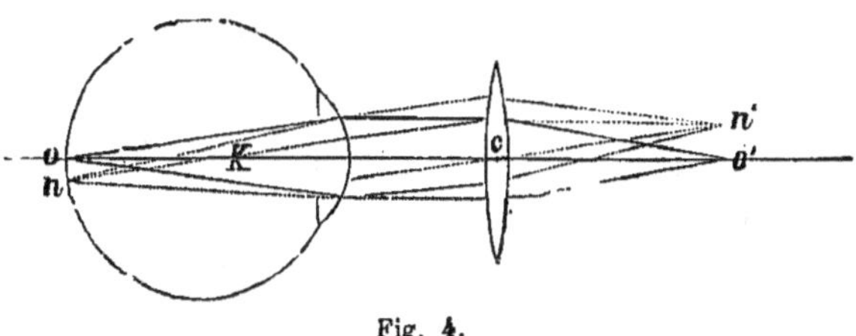

Fig. 4.

Cette image se trouvera à la distance focale principale,
parce que les rayons provenant de *n*, sont parallèles au
moment de rencontrer le verre convexe. Il se produira,
par conséquent, à la distance focale principale du verre
convexe, une image renversée, réelle et amplifiée du fond
de l'œil.

Si l'œil examiné est hypermétropique, si, par conséquent, les rayons provenant du fond de l'œil, après avoir
traversé les milieux réfringents, sont divergents ; dans ce
cas, la distance de l'image renversée de la lentille sera
plus grande que celle de son foyer principal. Si, au contraire, l'œil examiné est myope et que les rayons soient
convergents, après avoir traversé les milieux réfringents ;
dans ce cas, l'image renversée se trouvera plus rapprochée du verre convexe que le foyer principal.

Le grossissement de l'image renversée qu'on obtient
de cette manière, sera en raison directe de la distance focale principale du verre convexe dont on s'est servi,

c'est-à-dire : plus la distance focale de ce dernier sera petite, plus petit aussi sera le grossissement. On peut se convaincre aisément que les images renversées projetées par des verres convexes de foyers divers, d'un objet très-éloigné, seront d'autant plus amplifiées, que la distance focale des verres sera plus grande. Il suffit, pour le prouver, de recueillir les images produites par ces verres sur une feuille de papier. Il en est de même des images ophthalmoscopiques renversées. Car, les rayons provenant du fond de l'œil se trouveront, à l'égard du verre convexe, dans les mêmes conditions que s'ils provenaient d'un objet éloigné.

L'étendue du champ visuel qu'on aperçoit d'un coup, dépend, comme dans l'examen à l'image droite, d'abord de la dilatation de la pupille de l'œil observé, ensuite : 1° de la distance focale du verre convexe : plus cette distance sera petite, plus petit aussi sera le grossissement et plus grand le champ visuel ; 2° avant tout, d'une position convenable du verre convexe. Il faut toujours le tenir de telle façon que les rayons provenant de l'iris, soient parallèles après avoir traversé le verre convexe ; car, l'image de l'iris disparaîtra ainsi du champ visuel, pourvu que le verre soit bien centré et l'accommodation de l'observateur convenablement maintenue. Si le verre convexe était trop rapproché de l'œil, il projetterait une image virtuelle de l'iris, et s'il en était trop éloigné, une image réelle et, dans l'un et l'autre cas, le champ visuel se rétrécirait. Pour faire disparaître complétement du champ visuel l'image de l'iris, il faut que le verre convexe soit rapproché de l'œil jusqu'au delà de sa distance focale.

Voici les fautes ordinairement commises par les personnes inexpérimentées, et qui peuvent rendre difficile l'examen à l'image renversée : 1° une position fausse du miroir et du verre convexe : il faut que les centres optiques
de l'œil examiné, du verre convexe, du miroir et de l'œil
de l'observateur se trouvent en ligne droite et, en même
temps, il faut que le miroir ait une position convenable
pour l'éclairage : 2° une accommodation défectueuse ;
l'observateur doit accommoder son œil pour l'image
renversée du fond de l'œil observé, image qui se trouve
entre le verre convexe et l'œil de l'observateur.

Ordinairement, on se dispose d'abord à regarder à
travers le verre convexe, ou à accommoder sa vue pour
le reflet de la cornée, lequel n'est autre chose que l'image
de la flamme projetée sur l'œil ou à s'accommoder pour
les reflets du verre convexe, qui ne sont autre chose que
l'image de l'ophthalmoscope reflétée par la face antérieure
ou postérieure du verre convexe. Il est donc utile, pour
les commençants, d'exercer leur accommodation en re-
gardant une image renversée par un verre convexe. A
cette fin, on recueille l'image renversée d'un objet nettement dessiné, après l'avoir fait projeter par un verre
convexe, sur une feuille de papier transparent, placée entre
l'œil et le verre convexe, et l'on tâche, après avoir enlevé
le papier, de maintenir l'accommodation pour cette distance. Ordinairement, l'image renversée se dédouble
(images doubles croisées) après la disparition du papier,
parce qu'au moindre relâchement de l'accommodation,
la convergence des axes visuels commence à diminuer à
son tour et l'accommodation ne sera juste qu'au moment

où l'image renversée sera vue simple par les deux yeux à la fois. Le mieux sera de se servir d'abord du verre convexe qu'on emploie pour l'examen ophthalmoscopique, afin de pouvoir retrouver facilement l'accommodation convenable pour la vue monoculaire ou ophthalmoscopique. Les myopes n'ont pas besoin d'un verre concave pour l'examen à l'image renversée, puisqu'ils peuvent toujours s'approcher de l'image renversée jusqu'au point où elle sera accessible à leur accommodation. Pour les personnes emmétropiques et surtout pour les hypermétropiques, il sera utile de combiner leur miroir d'un verre convexe d'environ 10″, aussitôt qu'ils auront acquis un certain exercice dans ce genre d'examen ophthalmoscopique. De cette manière, la tension excessive de l'accommodation devient inutile, et, en même temps, on acquiert l'habitude d'examiner, même à l'image renversée, sans forcer son accommodation, habitude qui est utile également pour l'examen de l'image droite.

Ou ne peut pas éliminer le reflet importun de la cornée mentionné plus haut; il faut donc s'habituer à regarder à côté et, en outre, on tâchera d'écarter les reflets du verre convexe, en faisant tant soit peu tourner ce dernier sur son axe.

Une autre difficulté qui existe pour les commençants, c'est que les miroirs concaves du foyer ordinaire de 7″ n'éclairent pour la plupart qu'une partie seulement du champ visuel qu'on perçoit d'un coup. Il se produit alors sur le fond de l'œil un champ éclairé de la forme de la flamme de la lampe, qu'on peut promener, par de nombreuses petites rotations latérales du miroir, sur tout le champ visuel ophthalmoscopique. Mais, si l'on veut éclairer le champ visuel tout entier, on se servira d'un miroir d'une distance focale plus grande, par exemple, du miroir de *Coccius*, et d'un verre convexe faible, ou encore tout simplement d'un miroir concave. Il va sans dire qu'alors l'intensité de l'éclairage sera un peu moindre ; mais ceci présente cet autre avantage, de n'éblouir que très-peu l'œil observé.

Voici donc comment il faut établir l'examen ophthalmoscopique : la lampe se trouvant placée à côté du malade, on en porte la flamme à peu près à la hauteur de ses yeux. Il est avantageux, lorsqu'il s'agit de l'image droite, afin de pouvoir s'en approcher le plus possible, d'examiner l'œil droit de son œil droit, et l'œil gauche de son œil gauche. (On peut laisser l'autre œil ouvert, absolument comme pendant les examens microscopiques, sans faire aucune espèce d'effort d'accommodation et en ayant les axes visuels parallèles et les deux yeux ouverts.)

Il a déjà été question de l'état de l'accommodation le plus convenable pour les myopes et de la correction de leur défaut. Ajoutons, cependant, que les personnes myopes à un degré inférieur et ne faisant pas habituellement usage de verres concaves, ont besoin de neutraliser complétement leur myopie pour l'examen à l'image droite, c'est-à-dire : ils auront à combiner l'ophthalmoscope avec le verre concave le plus faible qui leur permet de percevoir nettement les objets éloignés. Quelquefois, la position convenable du miroir offre encore certaines difficultés. Car, dans l'examen à l'image renversée qui exige un rapprochement très-considérable, il arrive que soudainement la pupille redevienne noire, quoique l'iris et le champ pupillaire soient éclairés par l'ophthalmoscope. Cela résulte ordinairement de ce fait que tous les rayons reflétés par le miroir, ne sont pas projetés exactement dans l'œil, suivant la direction de l'axe visuel de l'observateur et, dans cette condition, une rotation correspondante du miroir ou un petit déplacement de la lampe, doit accompagner le rapprochement si considérable des deux yeux. On tâchera toujours d'empêcher que l'éclairage ne fatigue pas trop l'œil examiné et, heureusement, pour l'image droite, un simple miroir plan suffit presque toujours. Si l'on désire un éclairage encore plus faible, on se servira d'un verre noirci d'un côté ou de plusieurs verres non étamés, superposés. Mais, aussi pour l'examen à l'image renversée, on obtient pour la plupart des cas, avec un miroir plan, un éclairage suffisant et, en outre, on a l'avantage de pouvoir ainsi éclairer le champ visuel tout entier. On pourra concentrer, moyennant un verre convexe, la lumière recueillie sur le miroir ou se servir tout simplement d'un miroir concave, si l'on a besoin d'un éclairage plus intense. On appliquera le miroir exactement au bord orbital qui devient le point fixe pour tous ses mouvements.

Un verre convexe, d'un foyer d'environ 2″, est le plus convenable, au commencement, pour produire l'image renversée. Après avoir acquis un certain exercice, on passera à des verres convexes plus faibles et, conséquemment, à des grossissements plus considérables. Le verre convexe sera rapproché de l'œil examiné à peu près jusqu'à sa distance focale, et ce sera environ à la même distance, mais en avant du verre convexe, que se produira l'image renversée du fond de l'œil. Quant à la distance à laquelle l'œil de l'observateur devra se trouver, cela dépend nécessairement de l'état de sa réfraction et de son accommodation.

On prend le verre convexe entre le pouce et l'index de la main gauche, en appuyant le petit doigt sur le bord orbital de l'œil examiné, et, en élevant en même temps tant soit peu la paupière supérieure, on aura aussi soin de garder libre le mouvement des doigts, afin de n'être pas gêné dans le maniement du verre convexe.

Une mobilité absolue et assurée du miroir et du verre convexe, forme la condition essentielle de l'examen ophthalmoscopique, et c'est, en même temps, ce qui fait le grand avantage des appareils les plus simples sur les instruments compliqués, dans lesquels le verre convexe et le miroir sont immobiles. Ces derniers appareils n'offrent d'avantage que pour le dessin des images ophthalmoscopiques et lorsqu'il s'agit de montrer à un public inexpérimenté et non initié à l'usage de l'ophthalmoscope, une image ophthalmoscopique fugitive qui s'évanouit comme un éclair. Il faut même que le malade soit exercé à ces sortes d'exhibitions démonstratives, car, tandis qu'ordinairement on peut suivre facilement du miroir et du verre convexe le mouvement de l'œil, on dépend, une fois qu'ils sont immobilisés, complétement de la dextérité du malade.

Aucun des appareils nombreux dont l'arsenal ophthalmoscopique a été enrichi, ne repose sur un principe nouveau, et quoique, dans certains cas, les principes anciens aient été réalisés d'une manière très-convenable, ils ne méritent pas, cependant, une description détaillée dans cet opuscule. Il n'y a guère que l'*ophthalmoscope binoculaire* de M. Giraud-Teulon qui mérite une mention particulière, car, se fondant sur un principe non réalisé jusqu'ici, il constitue un progrès réel.

Quoiqu'on ne puisse pas admettre que la vision monoculaire ne puisse pas être stéréoscopique, et quoiqu'on possède des moyens suffisants pour obtenir un jugement précis sur les différences du niveau du fond de l'œil, à l'aide d'un ophthalmoscope simple, on ne peut pas nier, cependant, qu'à la vision binoculaire, les formes corporelles ne ressortent plus nettement et que, par conséquent, les moyens ophthalmoscopiques ordinaires dont nous disposons pour reconnaître les différences du niveau, gagnent en sûreté par l'usage de la vision binoculaire.

L'ophthalmoscope binoculaire se fonde sur ce principe que chaque faisceau de rayons lumineux émanant d'un point de l'image ophthalmoscopique, se divise en deux parties égales, dont l'une se dirige vers l'œil droit et l'autre vers l'œil gauche.

Derrière le miroir concave S (fig. 5), se trouvent deux prismes rhomboédriques dont les faces terminales sont inclinées sous un angle de 45 degrés aux axes longitudinaux. Les rayons ap et al provenant du point a, sont reflétés par les faces r et l, vers r' et l', où ils sont reflétés de nouveau dans les directions $r'\,a''$ et $l'\,a''$ qui sont parallèles à $r\,a$ et $l\,a'$. Finalement, ces rayons subissent encore une déviation par les prismes qui se trouvent en cet endroit avec leurs bases p tournées en dehors, de sorte qu'ils poursuivent la direction $p\,a'$, absolument comme s'ils provenaient du point a.

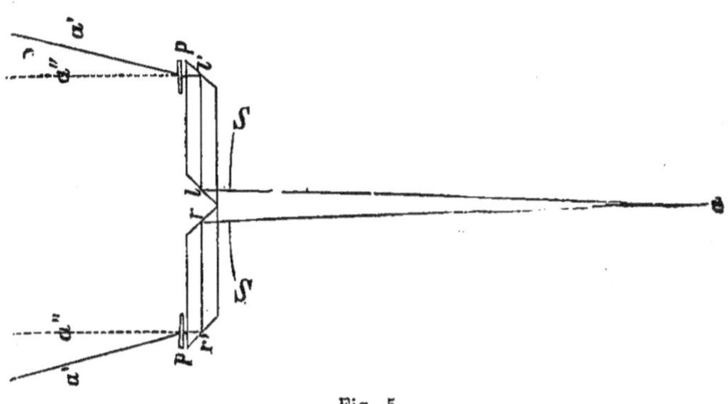

Fig. 5.

On conçoit l'avantage que peut présenter cet appareil, toutes les fois qu'il s'agit de constater d'une manière précise, le niveau des images ophthalmoscopiques et, en même temps, son usage n'est ni plus compliqué ni plus difficile que celui d'un ophthalmoscope simple.

Enfin, voici encore quelques observations sur la *micrométrie ophthalmoscopique*. Elle n'a pas présenté jusqu'ici une véritable utilité pratique, et c'est aussi pourquoi nous nous bornerons à expliquer les principes sur lesquels elle se fonde.

On peut résoudre le problème de mesurer la grandeur d'un objet quelconque situé au fond de l'œil, tout aussi bien à l'image droite qu'à l'image renversée. Voici la méthode indiquée par Donders pour l'image droite : Un ophthalmoscope fixe est muni d'un appareil micrométrique, qui consiste en deux pointes aiguës qu'on peut déplacer dans un seul plan et éloigner à une distance quelconque l'une de l'autre. A cet appareil qui se trouve entre la source lumineuse et l'œil observé, on peut donner, relativement à ce dernier, et au besoin encore à l'aide de verres convexes, la distance nécessaire pour que des ombres nettes de ces pointes se projettent sur le fond de l'œil. On peut calculer ensuite l'étendue du terrain renfermé sur le fond de l'œil, entre ces deux ombres projetées, du moment qu'on connaît les valeurs suivantes : 1° La distance entre les deux pointes ; 2° la distance des pointes du foyer principal de l'œil, et 3° la distance entre ce foyer et l'objet qui se trouve sur le fond de l'œil qu'on voudra mesurer.

Quant à l'image renversée, la méthode indiquée par *Schneller*, repose sur ce principe qu'on peut porter un appareil micrométrique à l'endroit où l'image renversée se produit. On mesure, par conséquent, la grandeur d'une partie de l'image renversée, et, pour calculer l'étendue d'une partie correspondante du fond de l'œil, pourvu, bien entendu, que le micromètre se trouve réellement à l'endroit même où l'image renversée se produit, il faudra connaître : 1° la distance de l'image renversée du verre convexe ; 2° la distance focale de ce verre ; 3° la distance du verre au foyer principal de l'œil ; 4° la distance de ce foyer à l'objet qu'on veut mesurer ; 5° la distance pour laquelle l'appareil dioptrique de l'œil était accommodé au moment de l'opération.

II.

EXAMEN DES MILIEUX RÉFRINGENTS.

Immédiatement après avoir éclairé le fond de l'œil à l'aide de l'ophthalmoscope, on peut s'assurer de la présence d'opacités dans la partie visible des milieux réfringents ; car, ces opacités empêchent une partie de la lumière reflétée par le fond de l'œil d'en sortir et jouent exactement le rôle de corps opaques qu'on est obligé d'examiner au microscope, à la lumière concentrée. Et, en effet, il peut souvent être utile dans l'ophthalmosco · pie de se servir de la lumière concentrée ou focale, comme dans les examens microscopiques. Cette méthode de l'éclairage focal, également indiquée par Helmholtz, consiste à concentrer la lumière d'une lampe placée à côté de l'œil observé, sur un point de ce dernier à l'aide d'un verre convexe de $1\frac{1}{2}''$ à $2''$. D'abord, on fait projeter l'image renversée de la flamme fournie par le verre convexe, sur la surface antérieure de la cornée, et on peut ensuite examiner chaque partie de celle-ci dans tous ses détails, en se servant au besoin d'une loupe ou même d'un microscope. A côté de l'endroit éclairé, on remarque toujours un reflet rond, éclatant qui n'est autre chose que l'image du verre convexe reflétée par la cornée ; ensuite, en approchant le verre convexe un peu plus près de l'œil, on projette l'image renversée de la flamme sur l'iris, la capsule antérieure, la lentille, et on peut même pénétrer aisément jusque dans le corps vitré, si la pupille a été dilatée. Mais, outre une certaine habileté dans le maniement du verre convexe, il faut encore avoir une expérience pratique suffisante pour tirer tout le parti possible de la méthode de l'éclairage focal.

Rien n'est plus utile que l'éclairage focal pour découvrir les *opacités de la cornée*. On peut en déterminer l'étendue avec une grande exactitude et, toutes les fois qu'il s'agit d'une opération, désigner avec netteté la partie transparente où il faudra la pratiquer.

Il y a cependant un moyen de diagnostic encore plus sûr pour découvrir des inégalités très-petites de la cornée, inaccesibles aux autres méthodes d'investigation, quelque transparents que puissent être les milieux réfringents : c'est l'éclairage ophthalmoscopique à l'aide de miroirs plans. Toute irrégularité de la réfraction de la lumière qui, comme dernier vestige d'un processus pathologique antérieur, interrompt l'égalité optique de la cornée au champ pupillaire, se manifeste ainsi très-distinctement, surtout si de légers mouvements imprimés au miroir en varient un peu l'éclairage.

Dans des cas pareils, le miroir plan offre des avantages incontestables, surtout en ce qu'il permet de constater avec précision l'influence fâcheuse que peuvent avoir de telles irrégularités de la cornée, sur la netteté des images rétiniennes.

L'éclairage focal est également le meilleur moyen pour reconnaître l'*iritis* et *ses suites*, tant au champ pupillaire que dans le parenchyme de l'iris. Aucune méthode de l'éclairage n'est plus propre à faire reconnaître les adhérences de l'iris avec la capsule ou les parties de l'uvée restées adhérentes à la surface antérieure de la capsule, après la rupture de ces adhérences, et qui forment des points ou des lignes pigmentés, ainsi que les membranes exsudatives qui remplissent le champ pupillaire.

Mais cette méthode est de la dernière importance pour l'examen du *système lenticulaire.*

Le reflet de la *capsule lenticulaire antérieure* est visible toutes les fois qu'on a soin de projeter exactement sur sa surface, à l'aide du verre convexe, l'image renversée de la flamme.

La structure anatomique du *cristallin* ne devient visible le plus souvent que vers l'âge de 45 à 50 ans. Comme la lentille est composée d'éléments morphologiques très-variés : tubes ou fibres lenticulaires, substance amorphe, étoiles lenticulaires et leurs appendices, et qui, en outre, sont arrangés d'une manière très-compliquée, il est évident qu'une transparence complète de la lentille ne peut exister qu'à la condition que toutes ces parties aient absolument le même degré de réfraction. Tant que cette condition indispensable existe, comme, par exemple, chez les individus jeunes, on n'obtient que peu de reflets de l'intérieur de la lentille, reflets bien plus faibles que ceux fournis par sa surface périphérique entourée de l'humeur aqueuse et du corps vitré, qui tous les deux ont un autre indice de réfraction. Mais aussitôt qu'avec l'âge certaines parties du système lenticulaire subissent un changement de réfraction, la condition d'une transparence absolue disparaît. Les parties qui viennent de subir ce changement, reflètent une portion de la lumière et la structure du système lenticulaire devient ainsi plus ou moins visible. Quelquefois, le reflet de la substance lenticulaire devient si intense, à l'éclairage focal, qu'on croirait apercevoir une opacité cataracteuse, tandis qu'au premier coup d'œil, l'ophthalmoscope démontre que des parties opaques de la lentille ou n'existent pas ou ont une étendue bien moins considérable que l'éclairage focal ne le faisait croire.

Parmi les cataractes qui amènent une opacité complète de la lentille, la *cataracte sénile* mérite d'être citée la première. Dans la plupart des cas, la cataracte sénile non compliquée commence à se développer dans la substance corticale. Celle-ci est parsemée d'un nombre plus ou moins grand d'opacités striées, d'une couleur grise, à l'éclairage focal, mais qui, à l'éclairage ophthalmoscopique, forment sur le fond rouge de la pupille, des stries d'un noir foncé et même quelquefois, en confluant en certains endroits, une ligne large foncée qui entoure l'équateur de la lentille. Plus tard, le centre de la lentille tranche toujours davantage sur la substance corticale en prenant une couleur plus ou moins brune-jaunâtre, couleur qui est le résultat de la coloration uniforme des fibres lenticulaires. Chaque fibre présente, au microscope, une teinte jaunâtre ou brunâtre peu importante, et ce n'est que par leur ensemble qu'un certain nombre de ces fibres produisent une couleur nettement tranchée. Les fibres lenticulaires, à l'état normal si tenaces, visqueuses, flexibles, si difficiles à reconnaître isolément, à cause de leur grande transparence, sont maintenant plus résistantes, même cassantes et aussi plus visibles, isolément.

Il n'existe pas ordinairement en même temps, au cenlre de la lentille, une décomposition de sa substance avec formation de myéline, etc.

Cette transformation du centre de la lentille, surtout sa couleur foncée, peut exister à un degré très-varié, en passant graduellement d'une nuance légèrement jaunâtre à la couleur foncée de la *cataracte noire* qui imite la couleur normale de la pupille. Car, ainsi qu'il vient d'être expliqué, plus la teinte de chaque fibre lenticulaire est foncée et plus l'effet d'ensemble sera nécessairement considérable.

Ce noyau presque noir de la lentille, bien plus volumineux qu'à l'état normal, ne permet de distinguer que très-imparfaitement la substance corticale semi-transparente, de sorte qu'à un jour ordinaire, la pupille reste noire, et ce n'est qu'à l'aide de l'ophthalmoscope ou de l'éclairage focal qu'on peut se rendre compte de l'état réel de l'organe. Dans plusieurs de ces cataractes, j'ai trouvé, à l'autopsie, le noyau d'un rouge foncé et semi-transparent, à l'éclairage oblique, sans cependant que cette coloration fût causée par la présence d'un pigment contenu dans les tubes lenticulaires ou à côté d'eux. Au contraire, chaque fibre lenticulaire présentait seulement une faible teinte brune ou rougeâtre, et ce n'est que leur ensemble qui produisait une couleur nettement tranchée. La plupart des cataractes noires sont, du reste, compliquées d'affections choroïdales légères qu'il ne faut pas regarder, cependant, comme cause de la cataracte, mais plutôt comme un élément ayant pu modifier l'opacité lenticulaire.

Tandis que les tubes lenticulaires ne subissent ordinairement, dans l'opacité cataracteuse du noyau, d'autre modification que celle de leur transparence, de leur consistance et de leur cohésion, les tubes lenticulaires de la substance corticale, au contraire, sont détruits par une décomposition chimique. D'abord, ils présentent un pointillé très-délicat, et, étant naturellement déjà plus mous que ceux du noyau, ils forment bientôt une masse homogène, de sorte qu'on peut enlever des couches entières de la substance corticale dans lesquelles les limites des tubes sont à peine dessinées. Bientôt, vient s'y joindre la sécrétion de myéline et d'une autre matière liquide qui existe toujours en assez grande quantité et forme des gouttes oléagineuses plus ou moins volumineuses, et qui produit, avec les débris de la substance lenticulaire, une émulsion dont la consistance dépend du degré de la décomposition chimique et de la liquéfaction de la lentille. Cette émulsion présente, à l'éclairage oblique, une couleur blanchâtre chatoyante qui indique par son étendue, le degré de consistance de la substance corticale.

Il est rare que, chez les personnes d'un âge avancé, la substance corticale soit assez ramollie pour que le noyau puisse s'abaisser jusqu'au fond de la capsule et subir un déplacement par les mouvements de tête du malade (*cataracte de Morgagni*).

Chez les individus plus jeunes, un ramollissement émulsif de la totalité du système lenticulaire peut se produire, et il est important, alors, de constater avec sûreté l'absence du noyau, dont la couleur jaunâtre plus foncée tranche très-nettement sur le reste.

Quant aux *opacités partielles* du système lenticulaire, il

ne sera question ici que des plus importantes, et d'abord de la *cataracte stratifiée*. Cette forme de cataracte a ceci de particulier, qu'entre la matière corticale et le noyau parfaitement transparents, il se trouve une couche de substance lenticulaire·opaque, circonstance qu'on peut constater très-facilement tout aussi bien à l'éclairage ophthalmoscopique qu'à l'éclairage oblique. L'épaisseur de la couche corticale transparente peut également être appréciée avec justesse, mais il faut tâcher de s'assurer encore si elle n'est pas parsemée de petites opacités iso-lées. On peut se convaincre de l'état transparent du noyau renfermé dans la couche opaque, par ce fait que l'opacité n'est pas plus prononcée au centre qu'à la périphérie, ainsi qu'il en serait si le noyau était opaque dans sa totalité.

La présence d'une *opacité lenticulaire centrale*, qui est quelquefois le point de départ de cataractes à marche excessivement lentes, est prouvée précisément par le signe pathognomonique qui vient d'être indiqué. On distingue très-facilement le noyau lenticulaire opaque comme un corps oblong dont l'opacité augmente de la périphérie au centre.

Qu'il suffise de mentionner encore certaines formes de cataractes à marche excessivement lente dans lesquelles le système lenticulaire tout entier est parsemé d'une foule de lignes ou de points très–délicats, entre lesquels la substance lenticulaire reste transparente.

Les opacités circonscrites qui se développent dans les couches corticales postérieures sont presque toujours compliquées d'une affection des membranes internes de l'œil. Ainsi, par exemple, la choroïdite et la pigmentation de la rétine sont souvent accompagnées de lignes radiaires, quelquefois barbelées, qui, à la surface postérieure du système lenticulaire, convergent vers le pôle postérieur. Après avoir dilaté la pupille, on peut facilement constater, à l'éclairage focal, les opacités des couches corticales postérieures, ainsi que la transparence du noyau lenticulaire derrière lequel elles sont situées.

Mais, il y a certaines cataractes plus fréquentes qui se présentent sous la forme de petites opacités circonscrites et qui se développent dans beaucoup d'affections des membranes internes de l'œil, près du pôle postérieur de la lentille. On les appelle *cataractes du pôle postérieur*, quoique ces opacités, dans beaucoup de cas, siégent plutôt dans le corps vitré que dans la lentille. Ces opacités présentent une image ophthalmoscopique très-caractéristique. En effet, situées près du centre de courbure de la cornée, elles se présentent dans tous les mouvements de l'œil, tout près du reflet produit par cette dernière membrane ; d'autant mieux que le point où le reflet de la cornée doit se produire coïncide exactement avec le centre du rayon de cette membrane rencontré par l'axe visuel de l'observateur. Il y a cependant un autre moyen ophthalmoscopique pour déterminer la position d'opacités circonscrites des milieux réfringents : il est fondé sur cette circonstance que ces milieux subissent un déplacement qui varie suivant qu'ils se trouvent en avant ou en arrière du plan perpendiculaire de la pupille. Les opacités, par exemple, situées derrière ce plan pupillaire, sont déplacées dans un sens contraire à celui des mouvements de l'œil ; et celles situées en avant, se déplacent, au contraire, dans le même sens. Enfin, les opacités situées exactement dans le plan pupillaire ne subissent aucun déplacement dans les mouvements de l'œil. La cataracte centrale antérieure, qu'on voit se développer chez des enfants et aussi chez des adultes ayant été affectés d'une ophthalmie purulente suivie de fonte partielle de la cornée, présente ordinairement ce dernier phénomène si caractéristique.

Parmi ces dernières opacités, il faut citer, avant tout, la *cataracte centrale antérieure* dont on observe souvent le développement chez les enfants qui ont été affectés d'une ophthalmie des nouveau-nés, avec ramollissement partiel de la cornée, et il n'est pas nécessaire, pour que cette cataracte puisse se produire, que l'ulcère cornéen ou la perforation ait une position centrale. Si un ulcère produit une perforation à un endroit quelconque de la cornée et que, par suite, l'humeur aqueuse ne puisse pas se reformer pendant un certain temps, l'iris et la surface antérieure de la lentille doivent toucher la surface intérieure de la cornée. Cette circonstance suffit pour produire, chez les enfants, une perturbation nutritive à l'endroit où la lentille était en contact immédiat avec la cornée, et comme, chez les nouveau-nés, la pupille est toujours très-petite et se rétrécit encore davantage sous l'influence de ce processus pathologique, on peut aisément s'expliquer tout aussi bien la position que l'étendue ordinairement très-petite de la cataracte capsulaire centrale. Quelquefois, cette opacité centrale s'élève considérablement au-dessus du niveau de la capsule (*cataracte pyramidal*). Mais, suivant feu M. Müller, même dans des cas semblables, la capsule recouvrait encore la protubérance.

La *cataracte capsulaire* ne mérite pas, d'ailleurs, ce nom, parce que la capsule y reste toujours transparente. Quelquefois, elle est un peu plus mince ou aussi plus épaisse, mais toujours est-elle plus ou moins plissée en certains endroits.

La cataracte capsulaire peut se produire toutes les fois que des débris ramollis de la substance lenticulaire cataractée ne sont séparés de l'humeur aqueuse que par la capsule antérieure. Les éléments liquides s'en séparent alors, et, par suite, les éléments solides se précipitent à la surface intérieure de la capsule antérieure. Les cellules intra-capsulaires ne tardent pas à subir certaines modifications qui varient, d'ailleurs, suivant qu'il s'agit d'une cataracte simple ou compliquée.

Dans les cataractes simples, les cellules intra-capsulaires ne présentent ordinairement certains symptômes inflammatoires qu'aux endroits où des amas isolés de la substance lenticulaire cataracteuse, ayant déjà subi une transformation secondaire, sont adhérents à la surface intérieure de la capsule. Mais, lorsqu'il existe, en même temps, des irido-choroïdites, les cellules intra-capsulaires peuvent être entraînées dans une espèce de prolifération, et, se mêlant aux précipités solides des masses cataracteuses, augmenter considérablement l'étendue et l'épaisseur de la cataracte capsulaire.

La cataracte capsulaire se fait reconnaître, à l'éclairage oblique, par sa couleur blanche et éclatante, par sa surface ordinairement inégale, par sa forme dentelée et irrégulière à la périphérie, enfin, par sa position centrale dans

le champ pupillaire, à la surface interne de la capsule lenticulaire.

La *cataracte secondaire,* qui se développe souvent après
les opérations de la cataracte, a une structure semblable.
Même par l'extraction, le système lenticulaire ne saurait
être enlevé si complétement que la capsule, les cellules
intra-capsulaires, et ordinairement aussi un peu de substance lenticulaire adhérente à l'équateur de la capsule, ne
restent pas dans l'œil. La capsule se roule, en effet, sur
elle-même ; mais elle ne disparaît pas complétement du
champ pupillaire. Ensuite, il se développe, peu de temps
après l'opération, une prolifération des cellules intra-capsulaires. Elles s'étendent, sous forme de membranes, derrière l'uvée et peuvent même donner lieu à la production
de fausses membranes vitrées. Ordinairement, il vient
encore s'y joindre quelques traînées de la substance lenticulaire cataractée solidifiée, formées par des fragments
de substance corticale que l'opération n'a pu enlever.

La cataracte secondaire présente donc, à l'éclairage
focal, l'aspect d'une membrane située derrière la pupille,
reflétant la lumière, pourvue de traînées ou de taches blanchâtres, et d'une épaisseur ordinairement variable. Si,
après l'opération, une iritis empêche la cicatrisation, la
cataracte secondaire peut acquérir une épaisseur considérable, comme la cataracte capsulaire qui se développe
dans des conditions analogues.

Tant que la lentille est parfaitement transparente, elle
est invisible à l'éclairage ophthalmoscopique et ce n'est
que l'éclairage focal qui peut en constater la présence.
Un examen minutieux de la substance lenticulaire trans-

parente est surtout important dans les cataractes partielles, d'abord, pour constater les proportions respectives entre la substance opaque et la substance restée transparente. Ensuite, pour constater le volume du système lenticulaire qui, dans les cataractes congénitales ou celle de l'enfance, a souvent subi un arrêt de développement très-appréciable. J'ai pu constater que, dans la cataracte congénitale, cet arrêt de développement est le résultat d'une dégénérescence graisseuse des cellules embryonnaires destinées à la formation des fibres lenticulaires, et qu'en outre, des fibres lenticulaires déjà complétement développées avaient subi la décomposition cataracteuse. D'ailleurs, il y a même dans la lentille, présentant une transparence normale, une certaine partie toujours visible à l'éclairage ophthalmoscopique, savoir : son *équateur*. Mais, pour qu'on puisse l'apercevoir, il faut certaines conditions extraordinaires. Sinon, il reste caché par l'iris. Toutes les fois, cependant, qu'il existe un colobome de l'iris congénital ou produit par l'iridectomie ou, enfin, dans l'iridérémie congénitale ou acquise, l'équateur de la lentille se manifeste par une ligne foncée circulaire. En même temps, on aperçoit, entre l'équateur et les processus ciliaires, un intervalle étroit également circulaire. Quelquefois aussi, l'iris, chez les albinos, est tellement dépourvu de pigment et, en même temps, si transparent, qu'il permet d'apercevoir l'équateur de la lentille dans toute son étendue. En dehors des conditions qui viennent d'être citées, l'équateur ne devient visible que par suite d'un déplacement de la lentille, c'est-à-dire : par une luxation de cet organe.

Si la *luxation de la lentille* est si considérable que son équateur coupe le champ pupillaire, il peut arriver que, dans l'examen ophthalmoscopique, et surtout à l'image renversée, il se produise une double image du fond de l'œil et surtout de la papille. Car, par suite de l'action prismatique de la lentille luxée, l'image du fond de l'œil projetée par elle, occupera un endroit différent de celui occupé par l'image projetée par les autres milieux réfringents, en dehors de la participation du système lenticulaire. Les détails de cette luxation peuvent être, d'ailleurs, ordinairement constatés avec plus de précision encore par l'éclairage focal que par l'examen ophthalmoscopique.

Quant aux modifications pathologiques du corps vitré, elles ne sont accessibles à l'éclairage focal qu'à la condition de se trouver dans sa partie antérieure. Alors, on en peut distinguer parfaitement et la couleur et la structure, comme, par exemple, des épanchements de sang et des opacités membraneuses épaisses et quelquefois vascularisées ; mais, ordinairement, l'éclairage ophthalmoscopique convient mieux pour l'examen du corps vitré. Ce qui aide à découvrir le plus facilement les opacités du corps vitré, c'est leur mobilité. Des corps opaques floconneux, filiformes, membraneux ou autres, sont mis en mouvement par les mouvements de l'œil, et celui-là persiste même encore quelque temps après la cessation des derniers. Mais, quoique la mobilité soit leur caractère distinctif, il ne faut pas croire, cependant, que là où elle manque, il ne puisse pas y avoir des opacités du corps vitré. Au contraire, c'est un fait acquis, qu'une grande partie des opacités de cet organe ne sont autre chose que des modifications des éléments cellulaires qui le constituent. En effet, on est toujours sûr de rencontrer, à l'autopsie des yeux affectés d'une maladie des membranes internes et surtout de la choroïde, des modifications considérables des éléments cellulaires du corps vitré. C'est tantôt une foule de cellules arrondies, en pleine division de leurs noyaux ou renfermant des grains d'un pigment foncé; d'autres fois, ce sont de grandes cellules s'anastomosant par des appendices nombreux et d'une délicatesse extrême qui traversent le corps vitré sous la forme de membranes réticulaires. Dans certains cas de choroïdite aiguë, j'ai, en même temps, trouvé le corps vitré infiltré d'un liquide coagulable. Quelquefois, ces petites opacités que j'ai pu extraire du corps vitré, étaient composées uniquement de petits grains pigmentaires brunâtres, contenus dans des canaux anastomosants. Quelque différente donc que puisse être la nature des opacités du corps vitré, celles-ci conservent toujours les traces de la structure anatomique et de l'arrangement des éléments cellulaires de ce milieu, excepté dans les cas où il y aurait eu pénétration du dehors, comme, par exemple, dans les extravasations de sang. Ces éléments forment, à l'état normal, une espèce de réseau continu et, quoique certaines parties, par suite de modifications pathologiques, puissent avoir perdu leur transparence, la continuité entre les parties opaques et les parties normales de cette trame n'en persistera pas moins. Et ce n'est que plus tard, et par suite de la solution de cette continuité, que les opacités du corps vitré deviennent mobiles.

Les petites opacités du corps vitré, lorsqu'elles sont

immobiles, sont plus difficiles à distinguer, par la raison qu'elles n'occupent qu'une petite partie du champ visuel et que, tout aussi bien dans l'examen à l'image renversée qu'à l'image droite, elles ne peuvent être aperçues que lorsque l'œil de l'observateur est exactement accommodé pour leur position respective par rapport aux milieux réfringents. Il va sans dire que cette accommodation de la part de l'observateur sera plus forte que celle nécessaire pour l'examen du fond de l'œil. Ce qui précède s'applique particulièrement aux *membranes du corps vitré immobiles* qui, quoique d'une grande délicatesse, produisent, par leur étendue, de grands troubles de la vision, Elles voilent des parties considérables du fond de l'œil, de sorte qu'on n'en aperçoit qu'indistinctement les détails, et qu'on peut très-facilement diagnostiquer une opacité rétinienne, là où une accommodation plus précise aurait fait découvrir la membrane troublée d'un pointillé irrégulier qui traverse le corps vitré.

Il faut distinguer de ces membranes délicates légèrement troublées, le trouble diffus qui se produit dans les accès inflammatoires glaucomateux.

Quelquefois on trouve dans le corps vitré, d'ailleurs parfaitement transparent, et sans que l'œil présente d'autres modifications, quelquefois cependant accompagnées d'opacités du corps vitré, de grandes quantités de *cristaux de cholestérine* qui, agités par les mouvements de l'œil, se présentent sous la forme de petits points lumineux à l'ophthalmoscope. Lorsqu'ils siégent dans la partie antérieure du corps vitré, on les distingue même à l'éclairage focal.

L'examen du corps vitré se fait le plus avantageusement à l'image renversée, en portant d'abord le verre
convexe à la distance de l'œil la plus favorable pour
l'examen du fond de l'œil, c'est-à-dire : à une distance
moindre que celle indiquée par la distance focale du
verre convexe ; ensuite on éloigne celui-ci peu à peu de
l'œil jusqu'à ce qu'on voit se produire l'image renversée
de l'iris et du champ pupillaire. Il est impossible, alors,
que les opacités qui se trouvent dans la direction de l'axe
visuel de l'observateur, puissent lui échapper. Cette méthode est surtout très-utile lorsqu'on se sert de l'ophthalmoscope binoculaire et fournit alors le meilleur moyen
pour déterminer la position exacte des opacités dans le
corps vitré.

Il reste à mentionner la présence du *cysticerque* dans
les parties profondes de l'œil, ainsi que M. de Graëfe l'a
constaté le premier. Le cysticerque se présente comme
une vessie sphérique nettement dessinée et d'une couleur
blancbleuâtre et semi-transparente. Souvent, on en distingue le col allongé et la tête avec ses crochets. Mais, alors
même que ces parties ne sont pas allongées, le col de la
vessie est encore marqué par une tache d'un blanc éclatant. Quelquefois, on peut constater des mouvements
spontanés de l'animal, des rétrécissements successifs de
la vessie, des mouvements de la tête et autres. Presque toujours, il existe simultanément d'autres modifications pathologiques. Des opacités du corps vitré précèdent
quelquefois l'apparition du cysticerque et toujours elles
viennent s'y joindre plus tard. La présence de l'entozoaire
détermine souvent des accidents inflammatoires de la

choroïde et de la rétine et ces membranes peuvent ainsi former une masse compacte avec les parties adjacentes du corps vitré. C'est pourquoi on a constaté souvent le cysticerque accompagné, dans les membranes internes, de taches circonscrites d'un blanc sale et reflétant fortement la lumière. Ces taches ne correspondent pas toujours à la position actuelle du cysticerque, puisque ce dernier peut naturellement avoir changé de place, dans le corps vitré.

Quelquefois, des cysticerques se trouvent entre la rétine et la choroïde et produisent ainsi des décollements considérables de cette dernière membrane. Il peut cependant arriver que des cysticerques, s'étant trouvés d'abord derrière la rétine, arrivent devant elle en la perforant. Dans quelques cas, on a pu poursuivre cette marche de l'animal à l'aide de l'ophthalmoscope et, comme plus tard, à cause d'une affection sympathique de l'autre œil, on a été obligé d'extirper le bulbe primitivement malade, j'ai pu constater, à l'autopsie, l'endroit où la perforation de la rétine avait eu lieu, perforation qu'un tissu cicatriciel avait plus tard réparée. La rétine présentait des traces manifestes d'inflammation, mais s'était partout recollée à la choroïde. Dans un de ces cas, ce n'était pas dans le corps vitré que j'ai rencontré le cysticerque, mais entre la rétine et la membrane hyaloïdienne.

On sait que, pendant la vie fœtale, l'*artère hyaloïdienne* traverse le canal hyaloïdien, à partir de l'entrée du nerf optique jusqu'au pôle postérieur de la lentille, et M. Müller, ayant constaté que les débris de cette artère persistent constamment dans l'œil du bœuf, a émis l'hypothèse que la même chose pourrait avoir lieu chez l'homme. En effet, on a dernièrement observé des cas où un cordon s'étendait de l'entrée du nerf optique jusqu'au pôle postérieur de la lentille, cordon que, d'après *Müller*, il fallait regarder comme les débris de l'artère hyaloïdéenne.

III

DIAGNOSTIC DE LA RÉFRACTION.

Après avoir examiné la transparence des milieux réfringents, on s'occupera de l'examen de la réfraction de l'œil. Quelquefois, il peut être utile d'avoir un moyen absolu et objectif pour la constater, surtout s'il y a lieu de se méfier des explications données par le malade. Dans ce cas, il est indispensable de paralyser l'accommodation par l'instillation d'une solution de sulfate d'atropine, afin que la réfraction soit réduite à son minimum, c'est-à-dire: au point le plus éloigné. On a déjà expliqué plus haut le rôle joué par la réfraction de l'œil dans l'examen ophthalmoscopique; et, dans cette explication, on était parti de la supposition que l'œil examiné était *emmétropique*, c'est-à-dire: que des rayons lumineux parallèles qui rencontrent la cornée puissent se réunir sur la rétine et que, par conséquent, les rayons reflétés par le fond de l'œil soient également parallèles à leur sortie.

Mais, si l'œil est *hypermétropique*, alors les rayons reflétés par le fond de l'œil seront divergents à leur sor-

tie, absolument comme s'ils provenaient d'un point situé
derrière cet organe. Ceci explique pourquoi, à l'image
droite, on distingue souvent déjà à distance certains
détails, par exemple, quelques vaisseaux du fond de l'œil;
mais, pour obtenir un champ visuel d'une certaine étendue, on est obligé de s'approcher de l'œil le plus près
possible. De même, il faut s'accommoder pour une distance
à laquelle l'image virtuelle du fond de l'œil projetée par
les milieux réfringents se trouverait derrière cet organe,
ou bien, il faudra appliquer derrière l'ophthalmoscope, ou
tenir tout près de l'œil examiné, un verre convexe d'un
foyer convenable, pour bien distinguer le fond de cet organe. Le foyer du verre convexe le plus fort, à l'aide
duquel on distingue nettement le fond de l'œil, à l'image
droite, indiquera, à peu près, le degré de l'hypermétropie.
Plus elle sera avancée et plus l'image virtuelle du fond
de l'œil projetée par les milieux réfringents, se trouvera
rapprochée de cet organe, plus aussi elle sera petite et
l'accommodation excessive nécessaire pour la bien distinguer, la fera paraître encore plus petite.

Si, au contraire, l'œil est *myope*, les rayons reflétés par
le fond de l'œil seront convergents, à leur sortie de la pupille. Voici pourquoi on ne distingue pas nettement le
fond d'un œil semblable dans l'examen à l'image droite.
Néanmoins, lorsque la myopie n'est pas bien avancée,
c'est-à-dire : n'excédant pas environ $\frac{1}{16}$, on pourra
encore reconnaître, à la rigueur, l'image droite, quoique on ait besoin d'un verre concave proportionnel pour
la distinguer dans toute sa netteté. Le verre concave
le plus faible qui suffit à la correction, indique, à peu

près, le degré de la myopie. Le verre concave qu'il sera nécessaire d'appliquer derrière le miroir, aura toujours une distance focale plus petite que celle du verre qui neutralise la myopie de l'œil examiné, car l'observateur restera toujours à une distance de $1\frac{1}{2}''$ de celui-ci. Il en résulte une difficulté pour l'examen à l'image droite dans les cas de myopie très-avancée ou si l'observateur est lui-même myope. Cette difficulté, on peut l'éliminer en neutralisant seulement une partie de la myopie de l'œil examiné par un verre concave appliqué derrière le miroir, et l'autre partie par un verre concave tenu tout près de l'œil observé. Le total de la valeur optique de ces verres ($\frac{1}{f} + \frac{1}{f}$), indique le degré de la myopie.

Si, dans les cas de myopie très-avancée, le fond de l'œil se trouve très en arrière de la distance focale des milieux réfringents, l'image réelle renversée projetée par ces derniers, se trouvera à une petite distance de l'organe. A une grande distance, on voit alors, contrairement à ce qui arrive dans des cas d'hypermétropie où cette image sera droite, une image renversée du fond de l'œil renfermée dans un petit champ visuel. En s'approchant très-fortement de l'œil, on peut distinguer facilement s'il se produit une image droite ou renversée. Car, l'image virtuelle qui se produit derrière l'organe, restera nettement visible quelque près qu'on se soit approché de l'œil, tandis que l'image réelle renversée qui se produit devant cet organe, ne sera nette qu'aussi longtemps qu'elle restera à la portée de l'accommodation de l'observateur, portée bientôt franchie dans ses tentatives de s'approcher davantage de l'organe malade.

On rencontre souvent, dans les degrés moyens ou même avancés de myopie, un prolongement plus prononcé de l'axe antéro-postérieur. L'œil, alors, n'est pas sphérique mais plutôt oblong et, pour apercevoir les parties équatoriales du fond de l'œil, on peut se servir de verres concaves plus faibles que pour celles situées dans la direction de l'axe antéro-postérieur. Quelquefois même, on n'en a pas besoin pour examiner la papille.

Si, pour l'examen à l'image renversée, on se sert, afin d'obtenir un plus fort grossissement, de verres convexes plus faibles, d'un foyer de 3″ à 4″, par exemple, il peut arriver, dans des cas de myopie avancée, que l'image réelle renversée du fond de l'œil, se trouve entre cet organe et le verre convexe. Celui-ci en projettera alors une image virtuelle amplifiée qui paraît se trouver *derrière* le verre convexe, et c'est pour cette distance qu'il faudra donc s'accommoder.

L'*astigmatisme* pathologique régulier est d'un intérêt particulier pour le diagnostic ophthalmoscopique. Cette anomalie est produite par la différence qui existe dans l'état de la réfraction, aux différents méridiens du globe oculaire. Ordinairement, c'est le méridien vertical qui a la réfraction la plus forte ou le foyer le plus court, et le méridien horizontal, la réfraction la plus faible ou le foyer le plus long. Cet état de la réfraction variant suivant les méridiens, se manifeste à l'ophthalmoscope d'une manière très-caractéristique. Comme, dans l'examen à l'image droite, on aperçoit le fond de l'œil à travers les milieux réfringents comme à travers une loupe, et que le grossissement de la loupe est d'autant plus fort que la distance focale en est plus petite, il en résulte que le grossissement sera le plus fort dans la direction du méridien vertical, c'est-à-dire : de celui qui a la réfraction la plus forte. L'image d'un objet sphérique, par exemple, celle de la papille, ne sera donc plus sphérique, mais ovale, c'est-à-dire : allongé dans la direction du méridien du foyer le plus court. On peut regarder les milieux réfringents et le verre convexe comme constituant un système dioptrique qui produit, à l'examen, une image renversée du fond de l'œil. Il a déjà été expliqué plus haut (page 20 et 21) que, dans ces conditions, le grossissement sera d'autant plus fort que la distance focale sera plus grande. Si, donc, le système dioptrique destiné à projeter l'image renversée du fond de l'œil, a un foyer variable suivant les méridiens, il s'ensuit, qu'une papille sphérique ne paraîtra plus sphérique, mais, au contraire, allongée suivant la direction du méridien qui aura le foyer le plus long. Elle aura, par conséquent, la forme d'un ovale allongé, en général, transversalement.

Si donc la papille est ovale longitudinalement à l'image droite et ovale transversalement à l'image renversée, il n'en est pas moins vrai qu'anatomiquement parlant, elle ne saurait être ni l'un ni l'autre, et qu'il doit y avoir un motif optique qui explique la forme variable de l'image ophthalmoscopique. Il peut cependant arriver que la papille ait réellement une forme ovale longitudinale ou même transversale : mais cela n'empêche pas de reconnaître l'astigmatisme à l'aide de l'ophthalmoscope. Ici, l'examen, soit à l'image droite ou à l'image renversée, est insuffisant. Il faut, pour arriver au diagnostic, établir

la comparaison des deux images. La différence de forme
entre les images droite et renversée produite par l'astigmatisme, existe toujours, quelle que soit la forme anatomique réelle de la papille. Une papille, par exemple,
ovale longitudinalement présentera, en présence d'un
astigmatisme pathologique régulier, une forme ovale
longitudinale, à l'image droite, tandis qu'elle sera presque
sphérique, à l'image renversée. Une papille, au point de
vue anatomique, au contraire, ovale transversalement,
sera presque sphérique à l'image droite, et ovale transversalement, à l'image renversée. Pour fixer le point de
comparaison, il est important de produire le même grossissement de l'image renversée et de l'image droite, en
projetant la première à l'aide d'un verre convexe d'une
distance focale de 3″. Il est plus important encore de ne
pas changer le forme de l'image renversée par une position oblique du verre convexe. Il faut que ce dernier soit
parfaitement centré, ce qu'on obtient en le tenant de
manière que les images de l'ophthalmoscope, reflétées
par ses surfaces antérieure et postérieure, soient super-
posées et rencontrent, en outre, le centre ou le voisinage
immédiat de la pupille. Dans certains cas, il faudra examiner avec une attention particulière la coupe transversale du nerf optique, surtout alors que la papille est
entourée d'un bord blanc irrégulier, produit par la sclérotique visible à travers la choroïde incomplétement pourvue de pigment. Des cas de ce genre ne se prêtent guère
à l'examen comparatif qui vient d'être expliqué. Mais si
le nerf optique entouré du bord sclérotical produit une
figure presque sphérique, il peut même quelquefois être

plus utile de prendre pour point de comparaison ce bord nettement limité.

Quant à l'*astigmatisme irrégulier*, il est à remarquer que toutes les fois qu'il est le résultat de modifications des milieux réfringents et surtout de la cornée, on le reconnaîtra le plus facilement en éclairant les milieux réfringents à l'aide d'un miroir plan et en changeant de temps en temps l'éclairage en faisant tourner le miroir sur son axe. (Voyez, du reste, page 32.)

IV

EXAMEN DU FOND DE L'ŒIL.

L'image ophthalmoscopique du fond de l'œil est produite par les trois membranes, savoir : la rétine, la choroïde et la sclérotique, qui enveloppent le corps vitré. Ces membranes contribuent à sa formation dans l'état physiologique, tout aussi bien que dans l'état pathologique, d'une manière très-variable. Mais, abstraction faite des différences individuelles, la méthode de l'éclairage a une grande influence sur le caractère de cette image. Plus l'éclairage sera éclatant et plus aussi les couleurs seront tranchées, mais plus éblouissant et fatigant en même temps sera l'examen pour le malade. L'examen à l'image droite est toujours le moins fatigant, et en se servant de miroirs plans non étamés ou noircis d'un côté, on ne produit aucune espèce d'éblouissement. Il est vrai que l'éclairage ainsi obtenu sera très-faible et insuffisant dans beaucoup de cas. Il sera plus énergique et suffira presque toujours lorsqu'on se servira d'un miroir plan étamé ou métallique.

Les miroirs concaves ordinaires d'un foyer de 7″ produisent un champ éclairé très-éclatant, mais ordinairement un peu plus petit que le champ visuel ophthalmoscopique. En se servant de miroirs d'un foyer plus long, l'examen devient moins éblouissant pour le malade et, pour l'examen à l'image renversée, le miroir plan suffit ordinairement.

Si l'on veut embrasser d'un seul coup un champ visuel très-étendu, à un petit grossissement, il faut se servir, pour l'image renversée, de verres convexes d'un foyer de 1″ à 1″¹/₂. Pour examiner les détails plus délicats à un fort grossissement, on se sert ou de l'image droite ou de l'image renversée produite par des verres convexes d'un foyer de 3″ à 4″. La première méthode offre l'avantage d'être moins fatigante pour le malade et l'observateur, tandis que l'autre admet un champ visuel plus grand et un éclairage plus intense, en même temps qu'un grossissement plus considérable ou au moins égal. Ce qui vaut le mieux, c'est l'emploi des deux méthodes à la fois.

A l'état normal, la *choroïde* prend la plus large part dans la configuration de l'image ophthalmoscopique, car, la rétine étant presque complétement transparente, ne reflète que très-peu de lumière, tandis que la sclérotique, cachée par la choroïde, ne peut être éclairée et rendue

visible qu'à travers la dernière membrane. Par conséquent, plus celle-ci sera pourvue de pigment, et moins la
sclérotique sera visible ; plus, au contraire, elle en sera
dépourvue, et plus la sclérotique sera visible, à l'examen
ophthalmoscopique.

Mais, l'aspect de la choroïde elle-même varie suivant
la quantité de pigment qu'elle renferme. Si elle en contient peu, ses vaisseaux se dessinent avec une grande
netteté. Sur le fond de la sclérotique, teint d'une couleur
rouge jaunâtre, produite par le pigment et les vaisseaux
capillaires presque invisibles de la choroïde, les vaisseaux
d'un certain diamètre de cette dernière membrane se
dessinent avec une grande netteté jusque dans leurs dernières ramifications, ainsi que les branches des *veines
vortiqueuses* qui traversent la sclérotique. Les yeux qui
présentent ce degré léger d'albinisme sont ordinairement
myopes et ne jouissent pas d'une acuité parfaite de la vue.

Mais, si le parenchyme choroïdal est pourvu d'une
grande quantité d'un pigment noir et qu'en même temps
l'épithélium choroïdal soit moins abondamment pourvu
de pigment, l'image du fond de l'œil sera bien différente,
car alors, d'une part, les troncs des veines vortiqueuses
situées dans les couches extérieures du parenchyme choroïdal, tout près de la sclérotique, et d'autre part les
petits vaisseaux choroïdiens sont cachés par le pigment
parenchymateux. En même temps, les vaisseaux choroïdiens moyens restés visibles forment un réseau d'un
rouge éclatant, dont les mailles, appelées *espaces intervasculaires*, offrent un aspect presque noir, à cause de la
couleur noire du pigment parenchymateux.

Les vaisseaux qui se répandent dans le parenchyme choroïdal ne sont cachés que par une couche très-légère du pigment qui remplit tous les espaces intravasculaires. La forme de ces derniers varie suivant l'endroit du fond de l'œil où ils se trouvent. Près de l'entrée du nerf optique et de la *macula lutea*, les mailles formées par les vaisseaux choroïdaux sont plus étroites, et la forme des espaces intravasculaires devient ainsi presque sphérique ou polyédrique. Dans les parties équatoriales, les vaisseaux choroïdaux, tout en restant parallèles, se dirigent dans le sens des méridiens; et, comme ils forment moins d'anastomoses, les espaces intervasculaires sont plutôt oblongs. Quelquefois, les caractères produits par une pigmentation d'une couleur foncée et abondante du parenchyme choroïdal sont si saillants, lorsque en même temps l'épithélium choroïdal est plus clair, que l'image ophthalmoscopique en subit une altération telle, que des personnes peu expérimentées peuvent prendre pour des néoplasmes pathologiques les espaces intervasculaires qui apparaissent comme des taches foncées sur un fond rouge. Mais, voici les considérations propres à prévenir de pareilles erreurs : ce sont d'abord les changements de forme auxquels sont sujets les espaces intervasculaires, suivant leur situation au fond de l'œil; ensuite, c'est l'homogénéité avec laquelle cette disposition particulière est répartie, et enfin la possibilité de reconnaître à un fort grossissement le pointillé délicat produit par la couche épithéliale. Si, au contraire, les vaisseaux et les espaces intervasculaires de la choroïde sont visibles avec une netteté qui varie considérablement, suivant les endroits où ils se présentent, c'est alors seulement qu'il est permis de diagnostiquer une décoloration locale de l'épithélium choroïdal, aux endroits où le parenchyme de la choroïde se présente avec le plus de netteté.

Ordinairement, la structure anatomique peu délicate du parenchyme choroïdal n'est pas bien-visible, attendu que ce dernier a une pigmentation moins foncée que celle de l'épithélium choroïdal; mais, nonobstant, celui-ci est presque complétement opaque, quoiqu'il ne soit formé que par une simple couche de cellules. On peut se convaincre aisément sur une pièce anatomique de cette particularité, en comparant, à l'aide d'un faible grossissement microscopique, les endroits de la choroïde encore recouverts de leur couche intacte d'épithélium pigmentaire, à d'autres endroits où cette couche a été enlevée.

La couleur de l'épithélium pigmentaire est toujours très-foncée chez les enfants nouveau-nés, tandis que le parenchyme est d'une couleur plus claire. Ce n'est que plus tard que se manifestent les variétés individuelles de la coloration. Mais, à l'état normal, cette coloration présente la même nuance répandue d'une manière égale sur le fond de l'œil, à l'exception cependant de la *région de la macula lutea*, où elle est toujours plus foncée.

Cette particularité, il est bon de se la rappeler, toutes les fois qu'on passe à l'examen de la tache jaune de la rétine. Car, quelquefois, cette différence de coloration est si frappante, que des erreurs de diagnostic peuvent en résulter. Quant aux particularités de la pigmentation choroïdienne, près de l'entrée du nerf optique, il en sera question plus tard.

La *rétine* étant à l'état normal éminemment transparente, ne reflète que peu de lumière. Plus la choroïde est claire, plus de lumière, par conséquent, est reflété par cette membrane et par la sclérotique, et moins le faible reflet de la rétine devient appréciable. Si, au contraire, la choroïde est foncée, la lumière reflétée par la rétine sur ce fond mat et noir devient plus appréciable et acquiert son maximum d'intensité là où la rétine a le plus d'épaisseur, c'est-à-dire près de l'entrée du nerf optique. C'est ici que la rétine se présente quelquefois comme une membrane délicate reflétant faiblement la lumière et présentant en même temps des linéaments radiaires qui proviennent du nerf optique et qui indiquent la direction des fibres nerveuses. Suivant toute vraisemblance, ce ne sont pas les fibres nerveuses qui causent cet état strié, mais plutôt l'arrangement des éléments conjonctifs déterminé par la direction des fibres nerveuses. Les extrémités des fibres ordinaires disposées en lignes régulières et aussi la trame conjonctive qui entoure les fibres nerveuses qui en partent — trame qui est plus développée dans la couche des fibres nerveuses, surtout près de l'entrée du nerf optique — contribuent encore à produire cette apparence. Cette *légère opacité physiologique* de la rétine présente des variations individuelles considérables et peut prendre des proportions assez fortes pour cacher la limite du nerf optique, surtout du côté interne ou nasal de la papille, et même certains vaisseaux isolés de la rétine qui se répandent en partie derrière la couche des fibres nerveuses peuvent en être marqués.

Il faut distinguer de cette substance rétinienne visible, un *miroitement particulier de la surface interne de la rétine*, qui se présente quelquefois chez des enfants et plus rarement chez des adultes, chez lesquels il occupe ordinairement une grande partie de la rétine. C'est un reflet de lumière très-éclatant qui se déplace avec le miroir et qu'on peut poursuivre habituellement jusqu'à la périphérie, dans la direction des vaisseaux de la rétine. Ce miroitement présente un caractère particulier *près de la macula lutea;* car ici il manque ou est beaucoup plus faible; de là la formation autour de la tache jaune d'un cercle reflétant fortement la lumière et ayant un diamètre plus grand que celui du bout intra-oculaire de la rétine. Ce cercle, on peut le rendre visible progressivement dans toute son étendue, par de légères rotations du miroir. La diminution de ce reflet particulier de la rétine, près de la *macula lutea*, s'explique le mieux par ce fait qu'à cet endroit la couche des fibres nerveuses est beaucoup plus mince qu'à n'importe quel autre endroit, situé à la même distance du nerf optique. La couche des fibres nerveuses de la tache jaune contient juste le nombre de ces fibres physiologiquement indispensables aux éléments de la rétine réunis en cet endroit, tandis que les fibres nerveuses qui, du nerf optique, se rendent à la périphérie de la rétine, évitent la tache jaune en la contournant. Il manque ensuite en cet endroit la cohésion, si intime partout ailleurs, des extrémités intérieures des fibres radiaires avec la membrane limitante. Aussi, cette membrane, si fortement soudée, pour ainsi dire, à la rétine, se séparet-elle très-facilement de la *macula lutea* dans les préparations anatomiques, surtout sur les coupes transverses. Les extrémités larges des fibres radiaires manquent même complétement, et leur absence doit contribuer, sans nul doute, à diminuer l'éclat de la surface intérieure dans cette région. Le centre de la *macula lutea* est quelquefois marqué par sa couleur rouge foncé; car, la rétine étant très-mince près de la *fovea centralis*, y est également plus transparente que partout ailleurs, et y peut moins altérer la couleur de la choroïde qu'aux autres endroits.

Souvent la *macula lutea* ne présente aucun des caractères qui viennent d'être énumérés et ne se manifeste alors que par sa position et par cette circonstance, que les vaisseaux de la rétine semblent se terminer en pointes auprès d'elle. L'examen en est, du reste, plus difficile que celui des autres parties du fond de l'œil, car, non-seulement la pupille se rétrécit très-vivement sous l'influence de la lumière directe dont cet endroit sensible se trouve atteint, mais, aussi, le reflet inévitable ici de la cornée cache encore une partie de la pupille contractée.

Veut-on se rendre compte exactement si des troubles visuels qui se manifestent près du point de fixation sont dus à des modifications de la *macula lutea?* Ce qui est le plus utile, c'est d'examiner à l'aide d'un miroir plan, à l'image droite, et de recommander au malade de fixer la flamme reflétée par le miroir tout près de son centre. On a, d'ailleurs, ordinairement besoin dans des cas pareils, pour bien distinguer le fond de l'œil, d'appliquer derrière l'instrument un verre concave d'un foyer convenable. Si la rétine est bien transparente, ce qui a toujours lieu près de la périphérie où elle est beaucoup plus mince, on ne la reconnaît que par ses vaisseaux, lesquels méritent une attention particulière. On peut distinguer parmi les *vaisseaux de la rétine*, au moins quant à ce qui concerne leurs branches plus volumineuses, les artères d'avec les veines. Les premières sont d'une couleur plus claire que celles-ci, qui en même temps sont plus ou moins tortueuses. Tous les vaisseaux plus volumineux de la rétine présentent ordinairement une ligne blanche suivant leur axe longitudinal, laquelle n'est autre chose que le reflet de la paroi cylindrique du vaisseau.

Il est impossible de confondre, à l'état normal, les vaisseaux de la rétine avec ceux de la choroïde. Ces derniers sont toujours moins nettement dessinés, ils sont plus larges et ont une direction plutôt parallèle.

Les vaisseaux de la rétine, au contraire, sont ordinairement plus étroits et nettement dessinés, leurs divisions sont toujours dichotomiques ou opposées. Dans le doute, il suffit de poursuivre la direction du vaisseau, afin de s'assurer si son parcours finit ou plutôt commence au nerf optique, ainsi que cela doit toujours arriver pour les vaisseaux de la rétine.

L'*entrée du nerf optique* se trouve toujours en dedans de la *macula lutea*, mais un peu plus haut que celle-ci. Pour la bien distinguer, il faut faire exécuter à l'œil une rotation d'environ 20° en dedans et très-faible par en haut. Ensuite, il faut se rappeler qu'en faisant l'examen à un éclairage ophthalmoscopique simple et à une certaine distance, le reflet rouge du fond de l'œil prend une coloration plus claire aussitôt que la papille du nerf optique se trouve dans la direction de l'axe visuel de l'observateur. Il suffit alors de faire maintenir cette position de l'œil pour trouver le nerf optique tout aussi bien à l'image droite qu'à l'image renversée. Si la position de l'œil examiné ou si la direction de l'axe visuel de l'observateur a subi une déviation, on est sûr de retrouver la papille en poursuivant un vaisseau rétinien quelconque en arrière, c'est-à-dire : dans une direction opposée à sa bifurcation.

L'origine des vaisseaux de la papille se trouve à peu près dans son centre, ordinairement un peu du côté nasal, et, de ce point, les branches principales des artères et des veines se dirigent d'abord, pour la plupart, en haut et en bas. Ordinairement on aperçoit deux petits vaisseaux qui, déjà sur la papille, prennent la direction de la *macula lutea*. Les premières divisions des artères ou des veines sont tantôt visibles, tantôt invisibles, à l'aide de l'ophthalmoscope et de là dépendent la plupart des variations individuelles dans la disposition des vaisseaux. Outre les branches principales des vaisseaux centraux, on voit encore quelquefois de petits vaisseaux sortir de la périphérie du nerf optique pour s'enfoncer dans la rétine.

Il existe constamment un phénomène physiologique très-remarquable. c'est la pulsation des veines, qui, cependant, n'est pas toujours visible. Ce phénomène ne s'observe jamais au delà de la limite de la papille et est borné le plus souvent à l'origine proprement dite de ces vaisseaux. On le perçoit avec une grande netteté à l'une ou à l'autre des veines principales, un peu aplaties, qui semblent s'effiler au moment de s'enfoncer dans la papille. C'est immédiatement après la pulsation radiale qu'on voit la veine se renfler progressivement à partir de la périphérie et, après un court intervalle, se vider par le bout central. Ce sont MM. Ed. Jæger, Coccius, de Graefe et Donders, qui ont étudié de bonne heure ce phénomène particulier de la circulation, et ce dernier a expliqué cette pulsation veineuse par l'augmentation momentanée de la pression latérale des artères produite par la systole du cœur et communiquée partiellement au corps vitré. Mais, l'augmentation de la pression du corps vitré doit nécessairement réagir à son tour sur les veines et les comprimer d'autant plus facilement que leur pression latérale interne sera moins forte. On comprend cependant que la pression latérale des veines qui va en diminuant de la périphérie au cœur, soit le moins considérable dans les rameaux principaux des veines de l'œil. Ce sont donc ceux-ci qui subissent une compression, peu importante il est vrai, mais suffisante pour rendre trop petite la place nécessaire à la quantité de sang envoyée dans les artères rétiniennes par la systole du cœur. Il se produit donc dans les veines une espèce d'achoppement qui cesse au moment où, au terme de la systole cardiaque, l'augmentation de la pression des artères s'évanouit. La diminution de la pression du corps vitré, qui doit ainsi en résulter, permet aux veines de se dilater, de sorte que le sang qui y était accumulé, peut en sortir avec une grande rapidité.

La *pulsation des artères*, observée pour la première fois par M. Ed. Jæger, n'est visible que dans des conditions pathologiques, dans les artères centrales de la papille, ou tout près de cette dernière. Ce phénomène se manifeste par le passage saccadé de la colonne sanguine dans l'artère au moment de la systole, tandis que, pendant la diastole, le vaisseau est bien plus affaissé. C'est à M. de Graefe qu'on doit d'avoir expliqué physiologiquement ce phénomène de la pulsation artérielle de l'œil et d'avoir apprécié la grande importance qu'il peut avoir pour le diagnostic du glaucome. On peut toujours provoquer la pulsation artérielle par une pression suffisante et continue du doigt, sur le bulbe, pression qui, en outre du trouble de la circulation rétinienne, amène un obscurcissement passager du champ visuel.

La pulsation artérielle, toutes les fois qu'elle se produit sous l'influence d'une *faible* pression du doigt, est donc toujours un signe certain que la pression latérale des artères est inférieure à celle exercée par le corps vitré. Cet état anormal est ordinairement le résultat d'une augmentation de la pression intra-oculaire, et voici ce qui explique cette grande importance de la pulsation artérielle pour le diagnostic du glaucome.

On aperçoit toujours dans la papille, un peu en dehors de l'origine des vaisseaux, une tache blanche d'une étendue variable et qui est due à la lamelle criblée. Il est vrai que chaque coupe transversale du nerf optique et non-seulement sa coupe naturelle représentée par la papille, offre l'aspect d'une surface perforée à la manière d'un crible. Or, la particularité anatomique de la lamelle criblée est la suivante, savoir : qu'une partie du tissu cellulaire se dirigeant à la périphérie avec les faisceaux des fibres nerveuses contenus dans le nerf optique, s'infléchit pour se confondre avec la sclérotique, tandis que, d'autre part, des fibres scléroticales abondantes se dirigent vers le nerf optique et le traversent. Le résultat de cette disposition est évidemment de donner à un point d'une si grande importance physiologique, la force nécessaire pour résister à la pression intra-oculaire, considérable même dans les conditions normales.

Les fibres nerveuses dont se composent les faisceaux qui traversent la lamelle criblée, ne s'isolent qu'au moment où elles s'élèvent au-dessus des couches extérieures de la rétine, c'est-à-dire : de celles qui sont situées en dehors de la couche des fibres nerveuses ; car, ce n'est qu'arrivées là qu'elles peuvent s'infléchir pour former, en s'épanouissant, une surface, c'est-à-dire : la couche intérieure de la rétine.

Cette inflexion des fibres nerveuses doit nécessairement produire au centre une petite dépression en entonnoir, dépression qui n'est remplie qu'imparfaitement par les vaisseaux centraux. Sa profondeur dépendra essentiellement, ainsi que H. Müller l'a prouvé, de l'état des couches rétinales externes. Si elles s'étendent jusque tout près du bout intra-oculaire du nerf optique, les fibres nerveuses devront nécessairement s'élever plus ou moins perpendiculairement, et, en formant un angle presque droit, s'infléchir très-rapidement. On comprend que, de cette manière, la dépression centrale deviendra plus étroite. A l'ophthalmoscope, elle se présente alors comme une tache blanche, parce qu'il se trouve ici, entre la lamelle criblée et le corps vitré, une couche moins épaisse de substance nerveuse.

La figure 1 (tab. I) explique fidèlement cet état. Des

deux côtés, les couches externes de la rétine s'approchent dans toute leur épaisseur, jusque tout près de la papille ; les fibres nerveuses sont ainsi forcées de s'élever plus ou moins perpendiculairement et ne peuvent commencer leur mouvement d'inflexion qu'au delà du niveau des couches externes. Il en résulte que le niveau de la couche des fibres nerveuses sera relativement très-élevé, et, en outre, que les fibres, avant de s'épanouir, seront tellement serrées les unes contre les autres, que, près de l'entrée du nerf optique, cette couche aura une épaisseur plus grande que d'ordinaire.

La papille acquiert ainsi une élévation tout à fait extraordinaire ; mais si, au contraire, les couches externes de la rétine n'augmentent d'épaisseur qu'insensiblement à partir du nerf optique, et n'acquièrent toute leur épaisseur qu'à une certaine distance, les fibres nerveuses aussi pourront s'infléchir plus doucement et plus insensiblement et la dépression centrale en deviendra plus large et plus profonde et présentera d'une manière très-nette le dessin caractéristique de la lamelle criblée. Dans la région occupée par cette dépression, la lamelle criblée est très-rapprochée des milieux réfringents et le tissu conjonctif qu'elle contient reflète une lumière plus éclatante que d'autres parties de la papille du nerf optique où se trouve encore, entre le tissu cellulaire et le corps vitré, la masse de fibres nerveuses traversée de nombreux vaisseaux invisibles à l'ophthalmoscope, qui donnent à l'entrée du nerf optique cette nuance rose normale si caractéristique.

On trouve donc presque toujours dans le nerf optique

une petite dépression qu'on désigne, toutes les fois qu'elle est développée d'une manière plus sensible, du nom *d'excavation physiologique.*

H. Müller a observé plusieurs cas où l'excavation, au lieu de se trouver au centre du nerf optique, était située plus près de la périphérie, du côté de la *macula lutea*, et qu'alors les vaisseaux du centre s'élevaient de cette excavation du côté opposé à la tache jaune. Il a observé également que souvent la masse du nerf optique qui déborde en s'épanouissant la limite de la papille, n'est pas partout de la même épaisseur, mais, au contraire, moins épaisse du côté de la *macula lutea.* Ces détails expliquent les conditions anatomiques de l'excavation physiologique et aussi son aspect ophthalmologique.

La fig. 2 (tab. 1) représente la coupe longitudinale d'un nerf optique sur laquelle on peut parfaitement bien étudier la différence de niveau indiquée plus haut; mais je dois ajouter que j'ai vu des cas d'excavation physiologique où cette différence était encore plus marquée. N indique le côté externe ou nasal, M le côté externe ou temporal de la papille. Les couches externes sont plus élevées près de N que près de M. C'est pourquoi les fibres nerveuses sont obligées, près de N, de s'élever plus haut que près de M, avant de s'infléchir. En outre, le diamètre perpendiculaire de la couche des fibres nerveuses est plus grand près du côté nasal que du côté opposé, d'où il résulte une grande différence de niveau, différence qui devient encore plus manifeste si, à l'examen ophthalmoscopique, on rapproche du niveau de la lamelle criblée, celui de la surface interne de la rétine située près du segment interne de la papille. L'artère centrale s'élève sur la paroi interne, près de N, mais quitte le niveau de la coupe, avant d'être arrivée à la surface de la rétine. Cette direction des grands vaisseaux est toujours la même; ils montent toujours du côté nasal en longeant la paroi escarpée de la couche des fibres nerveuses, d'abord, parce qu'ils conservent, dans le bout intra-oculaire du nerf optique, la même direction qu'ils suivaient dans la partie orbitale de ce nerf, ensuite, parce que ces vaisseaux se répandent d'abord du côté nasal de la rétine, avant de distribuer leurs ramifications de tous les côtés.

Il faut probablement expliquer la production de l'excavation physiologique par ce fait : que les fibres nerveuses en se dirigeant du nerf optique à la périphérie de la rétine, évitent pour ainsi dire la région de la *macula lutea*. Il n'est pas exact de prétendre qu'il n'existe pas de fibres nerveuses dans cette région, car, en réalité, il en existe un petit nombre, c'est-à-dire : juste la quantité nécessaire pour établir les rapports physiologiques avec le nerf optique. Les fibres nerveuses appartenant, au contraire, aux parties de la rétine situées au delà de la *macula lutea* semblent se détourner de cette dernière région. On sait depuis longtemps que les fibres nerveuses décrivent des courbes autour de la *macula lutea*, et c'est cette circonstance qui a fait naître la fausse doctrine de l'absence des fibres nerveuses dans la tache jaune. Il est possible, d'ailleurs, que, dans certains cas, les fibres nerveuses qui président à la vision excentrique soient déjà arrangées dans le nerf optique de manière à ne pas pouvoir s'approcher jusqu'à un certain point de la *macula lutea*. Dans ce cas, la partie externe du nerf optique située du côté de la *macula lutea* contiendrait seulement les fibres nerveuses appartenant à cette région, tandis que tout le reste de la masse nerveuse concentrée en dedans, en haut et en bas, prendrait infailliblement une forme semi-lunaire à la périphérie du segment interne de la papille.

Tout ce qui précède contribue à produire l'image ophthalmoscopique suivante de l'excavation physiologique : on voit dans la partie de la papille située du côté de la *macula lutea* une tache blanche, qui présente, outre de l'origine des vaisseaux du centre, le dessin caractéristique de la lamelle criblée, c'est-à-dire : un réseau blanc reflétant fortement la lumière et dont les interstices présentent une couleur grisâtre produite par les faisceaux de fibres nerveuses qui les traversent perpendiculairement. La lamelle criblée peut être aperçue assez facilement en cet endroit, en raison de la quantité relativement petite de fibres nerveuses qui se dirigent vers la *macula lutea*. En outre, on voit toujours sur le fond clair de cette tache, les quelques vaisseaux déliés qui prennent la même direction.

En dedans, en haut et en bas, la tache jaune tranche assez nettement sur la masse nerveuse de la papille qui est d'une couleur gris rougeâtre. La majeure partie de cette masse forme une espèce de demi-lune dont la partie moyenne, qui est en même temps la plus large, est située du côté du nez, tandis que les deux pointes se dirigent en haut et en bas, vers la *macula lutea*; cette masse semi-lunaire, on la voit parfaitement s'élever presque perpendiculairement du fond de la lamelle criblée et faire une inflexion rapide au niveau de la rétine.

L'excavation physiologique présente donc quelquefois, le plus souvent à sa périphérie interne et supérieure, un bord excessivement aigu; mais jamais, et ceci est très-important, le bord de l'excavation physiologique ne se fusionne avec celui du nerf optique. On peut s'en convaincre facilement, pour ce qui est du segment interne de la papille et plus difficilement quant au segment externe; car, souvent il n'existe pas ici de bord nettement dessiné de l'excavation, par la raison que la papille s'élève doucement en cet endroit au niveau de la rétine et l'atteint toujours avant la limite du nerf optique. Les vaisseaux contenus dans la couche des fibres nerveuses suivent nécessairement la même direction.

C'est pourquoi l'on voit les vaisseaux de la rétine former comme des crochets en s'infléchissant là où ils atteignent le bord de l'excavation physiologique, au segment interne de la papille, tandis que ceux qui descendent la paroi formée par les fibres nerveuses ne sont, par l'effet de la perspective, visibles qu'en raccourci, jusqu'au moment où ils disparaissent dans la lamelle criblée; quelquefois même ces vaisseaux restent complétement invisibles.

On peut se convaincre aisément, à l'aide de l'ophthalmoscope, que le niveau de la rétine est, à l'endroit où elle atteint le bord aigu de l'excavation, plus élevé que celui de l'excavation. Si, par exemple, l'œil est emmétropique, de manière à permettre de distinguer nettement, à l'image droite, les vaisseaux distribués à la surface de la rétine, on aura besoin de verres concaves pour distinguer la lamelle criblée avec la même netteté. (Le verre concave le plus faible dont mon œil emmétropique a besoin dans ces conditions pour voir nettement la lamelle criblée, a ordinairement un foyer de 16″ à 20″.)

L'examen à l'image renversée n'a pas une importance moindre pour le diagnostic de cette excavation.

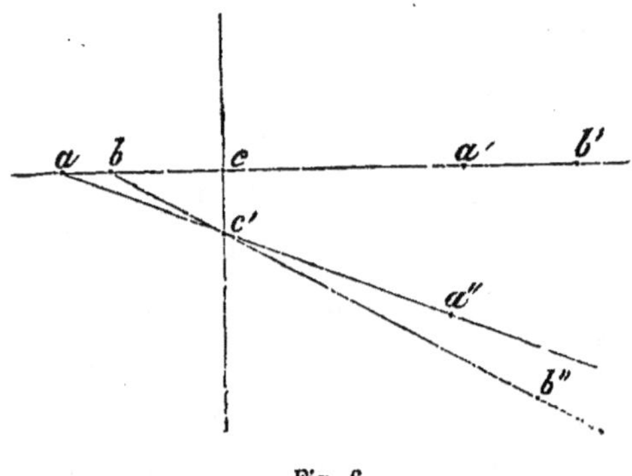

Fig. 6.

Si (fig. 6) les points *a* et *b* sont situés dans la direction de l'axe visuel de l'observateur, si *c* est le centre optique d'un verre convexe et si les points *a* et *b* sont situés au delà de son foyer, *a′* et *b′* formeront les images réelles renversées de ces deux points. Si, maintenant, tout en conservant la direction de son axe visuel, l'observateur fait subir au verre convexe un mouvement qui porte son centre optique en *c′*, il en résultera que l'image du point *a* sera projetée sur la ligne *a c′*, par exemple, en *a″* et celle du point *b*, sur la ligne *b c′*, par exemple, en *b″*. L'image du point *b* s'est donc éloignée davantage de l'axe visuel de l'observateur que l'image du point *a*, c'est-à-dire : l'image du point situé plus en avant a subi un déplacement plus considérable, par suite de celui du verre convexe, que l'image d'un point situé plus en arrière. Il est donc évident qu'en imprimant de petits mouvements au verre convexe, pendant l'examen à l'image renversée, on peut voir le bord aigu de l'excavation physiologique subir des déplacements par rapport à la lamelle criblée. Et, de même, en fixant un vaisseau rétinien sur le bord de l'excavation au moment de son inflexion et en imprimant en même temps au verre convexe un mouvement perpendiculaire par rapport au vaisseau, on voit ce vaisseau subir un déplacement plus considérable qu'une partie de la lamelle criblée située tout près de lui. Comme il est très-important de bien diagnostiquer les différences de niveau au fond de l'œil, il est très-utile d'étudier dans tous leurs détails les cas d'excavation physiologique qui peuvent se présenter.

La *forme de la coupe transversale* du nerf optique est presque toujours arrondie; quelquefois elle est ovale dans le sens perpendiculaire et plus rarement ovale dans le sens transversal.

La limite du nerf optique formée par la sclérotique, n'est visible qu'à travers la couche des fibres nerveuses, et moins celle-ci sera transparente, moins aussi celle-là sera visible.

L'*anneau choroïdal* qui entoure le nerf optique à son entrée, présente également des différences individuelles. Il se distingue presque toujours par une pigmentation foncée, mais, quelquefois en serrant étroitement le nerf optique, cet anneau est excessivement étroit. D'autres

fois, il reste à une certaine distance du nerf optique, de
sorte qu'entre les deux, une bande blanche et étroite de
la sclérotique reste visible.

———

V

ALTÉRATIONS DE LA CHOROIDE.

Dans l'examen des divers états physiologiques de la
choroïde, il a été déjà expliqué comment l'aspect de cette
membrane variait suivant les modifications subies par le
pigment. C'étaient surtout les vaisseaux de la choroïde
dont la visibilité dépendait principalement des particularités de la pigmentation. Il est indispensable d'avoir tous
ces détails présents à l'esprit, toutes les fois qu'en l'absence d'autres modifications ophthalmoscopiques, on serait disposé à diagnostiquer une hypérémie locale ou
générale de la choroïde.

Les affections de cette membrane, visibles à l'ophthalmoscope, se manifestent toujours par des modifications
du pigment. Une des formes les plus simples et les plus
fréquentes, c'est l'*atrophie consécutive de la choroïde*
près de la papille, qu'on rencontre dans la plupart des
yeux myopes. La myopie est presque toujours le résultat
d'un prolongement des axes et principalement de l'axe
antéro-postérieur de l'œil. Une distension permanente de

la choroïde en est la conséquence forcée, suivie elle-
même d'une atrophie qui débute presque toujours par
une altération des cellules pigmentaires du parenchyme
choroïdien. Celles-ci pâlissent et disparaissent peu à peu.
Bientôt aussi la chorio-capillaire commence à s'atrophier
à son tour, tandis que l'épithélium pigmentaire, ou perd
son pigment, ou subit les modifications de forme les plus
diverses. Même les vaisseaux plus volumineux s'oblitè-
rent, et il ne reste finalement de la choroïde que les
fibrilles les plus ténues, qui forment, sous le nom de
membrane réticulaire élastique, une partie du parenchyme choroïdien et la lamelle vitrée, le tout recouvert
d'une couche incomplète de cellules pigmentaires irrégulières. Enfin, ces débris peuvent eux-mêmes disparaître, jusqu'à ce qu'il ne reste qu'une membrane transparente délicate et dépourvue de toute structure. Cette
atrophie se développe presque toujours primitivement
près du nerf optique, du côté de la *macula lutea*, probablement à cause précisément de la prolongation des axes,
qui se fait surtout dans le sens de l'axe visuel. En cet
endroit, elle peut aller si loin, qu'à travers les débris
totalement dépourvus de vaisseaux et de pigment, on voit
la surface interne de la sclérotique briller d'un blanc
tendineux.

Cette atrophie prend presque toujours la forme d'un
croissant dont la concavité est limitée par le nerf optique. C'est pourquoi les personnes peu expérimentées, ne
reconnaissant pas les premiers degrés de cette maladie,
les regardent souvent comme faisant partie intégrante de la
papille. Mais, d'une part, le nerf optique se distingue dans

ces cas particuliers, de la sclérotique, et par sa couleur et par son dessin, et, d'autre part, les circonstances suivantes peuvent prévenir toute confusion : 1° il n'est pas rare d'observer, par-ci par-là, dans la partie atrophiée de la choroïde, quelques vaisseaux isolés de cette membrane qui, quoique aussi nettement dessinés que ceux de la rétine, ne sauraient être confondus avec eux, du moment qu'on peut se convaincre qu'ils ne proviennent point du nerf optique, mais, au contraire, qu'on peut les poursuivre plus loin dans la choroïde; 2° dans les cas où le croissant est très-petit, il y a ordinairement, à côté de l'atrophie complète de la choroïde, des traces d'une atrophie moins avancée de cette membrane, qui est en ces endroits d'une couleur moins foncée et plus transparente qu'ailleurs. La partie atrophiée est souvent séparée du tissu choroïdal sain par une ligne circulaire assez régulière et quelquefois d'une couleur très-foncée. D'autres fois, cette limite est au contraire irrégulière. Dans ces parties atrophiées, on aperçoit les vaisseaux rétiniens avec plus de netteté et quelquefois aussi en plus grand nombre que d'ordinaire, évidemment parce que l'éclat de la sclérotique les fait ressortir davantage que ne saurait le faire le fond rouge de la choroïde. Ces vaisseaux sont plus droits que d'ordinaire, ce qui est le résultat de la distension dont ils suivent le mouvement. J'ajouterai que, dans quelques cas exceptionnels, on rencontre cette forme d'atrophie de la choroïde non compliquée de myopie, comme quelquefois chez des vieillards, où il n'y a pas de trace de cette dernière anomalie.

Quelquefois j'ai rencontré, chez de jeunes individus,

malgré une acuité parfaite de la vision et une emmétro-
pie constatées, un petit staphylôme postérieur non dou-
teux, et je suis disposé à croire que ce sont là des cas où
la myopie s'est développée dans des yeux primitivement
hypermétropiques.

Si, dans la myopie très-avancée, l'atrophie occupe une
grande étendue, elle entoure ordinairement, d'abord, le
nerf optique tout entier, et alors il devient quelquefois
impossible de tracer partout exactement sa limite. Plus
tard, cette atrophie s'étend jusqu'à la *macula lutea* ou
même plus loin, vers la périphérie. Quelquefois, aussi,
elle procède d'une manière irrégulière, c'est-à-dire : qu'il
se trouve quelques îlots atrophiés entourés d'un tissu
choroïdien presque normal, et, enfin, il vient s'y joindre
très-souvent d'autres modifications de l'épithélium choroïdal dans certains endroits isolés. Les cellules épithéliales deviennent irrégulières, quant à leur forme et à
leur volume, s'emplissent d'un pigment noir comme du
charbon, et produisent ainsi des stries et des taches foncées irrégulières. Ces modifications qui se produisent
tout près de la couche bacillaire de la rétine, peuvent
provoquer des troubles visuels très-considérables, surtout si elles se produisent près de la *macula lutea*, troubles qui peuvent être également le résultat des exsudations et des épanchements de sang qui viennent
quelquefois compliquer, dans la myopie avancée, les
modifications importantes de la choroïde.

Ordinairement, on trouve dans l'atrophie choroïdienne
très-étendue, des opacités filiformes ou membraneuses
dans la partie postérieure du corps vitré, que les mouve-

ments des yeux font changer de place, mais qui, dans d'autres cas, sont fixées par des filaments excessivement délicats à la partie saine du corps vitré.

Dans les cas de myopie très-avancée, il est très-important d'examiner avec soin les parties équatoriales de la choroïde, car, c'est ici particulièrement et surtout au segment inférieur de la choroïde que, suivant M. de Graefe, les modifications de cette membrane doivent faire redouter les décollements secondaires de la rétine.

On désigne généralement du nom de *sclérotico-choroïdite postérieure* ou de *staphylôme postérieur*, le processus pathologique qui vient d'être expliqué. Quoique ce processus ne soit pas inflammatoire à son début, il peut, cependant, prendre plus tard ce caractère, c'est-à-dire : alors que les membranes internes subissent une tension extraordinaire, et c'est pourquoi cette première dénomination n'est pas tout à fait incorrecte.

Quant à la dénomination de staphylôme postérieur, elle convient avant tout à ces cas particuliers où les parois du bulbe sont distendues d'une manière staphylomateuse près de l'atrophie choroïdale. A l'aide de l'ophthalmoscope binoculaire, on peut facilement distinguer les cas d'atrophie consécutive simple de la choroïde, de ceux où il existe, en même temps, un staphylôme postérieur. On peut ainsi, avec quelque habitude, même à l'aide de l'ophthalmoscope simple, reconnaître si les parois du bulbe ont, près de l'atrophie choroïdale, une courbure normale ou si elles sont ectasiques. Dans le premier cas, le nerf optique a ordinairement une forme oblique qui correspond au diamètre longitudinal du staphylôme.

M. Liebreich a observé que le nerf optique présente cette forme, surtout alors que l'ectasie ne l'entoure pas complétement, mais lorsqu'elle est développée plutôt d'un seul côté. Le nerf optique présente un aspect tout à fait extraordinaire, lorsque, dans certains cas très-rares, l'ectasie n'existe pas à côté du nerf, mais en dessus ou en dessous de lui. Dans le dernier cas, on voit, par exemple, à l'image renversée, au-dessus de la papille, la sclérectasie d'une blancheur éclatante, tandis que la surface de la papille se présente, par l'effet de la perspective, en raccourci et dirigée en haut.

L'ectasie staphylomateuse se présente d'ailleurs aussi dans des cas où l'atrophie choroïdale n'a encore qu'une petite étendue. Si l'atrophie est séparée de la partie normale de la membrane par la ligne noire indiquée plus haut (page 77), il existe presque toujours une sclérectasie.

Les staphylômes très-forts et très-étendus de la sclérotique sont ordinairement accompagnés d'une diminution de l'acuité de la vision, attendu que la distension considérable des membranes de l'œil produit facilement d'autres maladies de cet organe. Dans beaucoup de cas de myopie très-avancée, il existe des modifications choroïdales près de la *macula lutea*, une prolifération inflammatoire de l'épithélium choroïdal, ou aussi des exsudations circonscrites; des cas de troubles visuels soudains sont dus souvent à des hémorrhagies de la choroïde ou de la rétine, près de la *macula lutea*. Quelquefois, on a trouvé, à l'autopsie de certains cas de staphylôme postérieur, la rétine atrophiée près de l'ectasie et adhérente à la sclérotique, avec les débris de la choroïde.

Une classe moins nombreuse de modifications pathologiques de la choroïde est celle qui a pour caractère distinctif la forme disséminée qu'elles affectent, et peuvent, à un certain moment de leur développement, donner lieu à des accidents inflammatoires. La forme disséminée, prise dans son acception la plus large, est commune à des processus pathologiques les plus différents, et probablement les modifications ophthalmologiques n'en sont que les reliquats. Leur image ophthalmoscopique varie suivant l'état de l'épithélium choroïdal. Car, tous les processus qui se produisent dans le parenchyme de la choroïde, réagissent d'une certaine façon sur l'épithélium. Pour ne citer qu'un exemple, la sclérose et l'oblitération des vaisseaux capillaires que l'albuminurie provoque dans certaines parties circonscrites de la chorio-capillaire, produisent, à leur tour, une décoloration de l'épithélium pigmentaire en ces endroits, modification que l'ophthalmoscope fait découvrir sous la forme de taches blanches. Les atrophies circonscrites très-petites de la totalité du parenchyme choroïdal sont également pour la plupart accompagnées d'une atrophie de l'épithélium pigmentaire correspondant, atrophie par suite de laquelle on aperçoit distinctement la sclérotique. Cependant, ces modifications secondaires de l'épithélium pigmentaire ne se bornent pas toujours à faire disparaître les molécules pigmentaires contenues dans les cellules, mais les cellules elles-mêmes sont détruites, soit par atrophie simple ou par une dégénérescence graisseuse. Quelquefois, aussi, leurs parois sont détruites, de sorte que le pigment qu'elles contiennent, devient libre. D'autres fois, au contraire, il se pro-

duit une sorte d'hypertrophie circonscrite de l'épithélium
pigmentaire : les cellules deviennent alors irrégulières,
contiennent un pigment charbonneux et forment même
quelquefois en s'augmentant des bosselures qui s'élèvent
au-dessus du niveau de l'épithélium choroïdal, et peuvent ainsi exercer une influence fâcheuse sur la couche
bacillaire de la rétine. Quelquefois, à l'autopsie, j'ai rencontré ces modifications de l'épithélium choroïdal qui
formaient une maladie essentielle de la couche épithéliale,
et sans que d'autres modifications du parenchyme de la
choroïde pussent être découvertes.

Il n'existe pas toujours un rapport direct entre les modifications ophthalmoscopiques et l'intensité des lésions
anatomiques. C'est pourquoi il n'est pas toujours possible de se rendre un compte exact de l'importance des
troubles fonctionnels subis par la rétine, par suite de
modifications de la choroïde, telles que les fait découvrir
l'ophthalmoscope. Quelquefois, on est étonné de trouver
la vision assez bien conservée en présence de lésions
choroïdiennes très-intenses, mais quelquefois aussi l'effet
contraire se produit, ainsi que le prouvent des pièces
anatomiques qui sont en ma possession. Dans un cas de
ce genre, j'ai rencontré l'épithéluim choroïdal malade dans
toute son étendue, mais c'était plutôt une modification des
cellules que du pigment, de sorte que, en supposant que
l'examen ophthalmoscopique eût été possible, il est peu
probable qu'on aurait pu reconnaître la lésion de la couche
épithéliale, dans toute son étendue. Et pourtant, le processus pathologique avait été excessivement pernicieux
pour la vision, par suite de petites adhérences multiples

entre la choroïde et la rétine, adhérences qui avaient produit une atrophie avancée correspondante de la dernière membrane. D'ailleurs, la nature inflammatoire de cette maladie était prouvée par l'opacité totale du corps vitré, provoquée par la prolifération de ses éléments cellulaires.

MM. Aubert et Förster ont dernièrement décrit, sous le nom de *choroïdite aréolaire*, un cas dans lequel on a trouvé, dans la choroïde, enveloppée d'un parenchyme choroïdal normal, de très-petites tumeurs excessivement nombreuses recouvertes d'un épithélium pigmentaire charbonneux. La rétine était adhérente et sensiblement atrophiée aux endroits correspondants. Vues de face, ces tumeurs formaient des taches rondes jaunâtres qui étaient en partie entourées d'un pigment noir. Ces taches avaient un diamètre d'environ un millimètre. En partie, c'étaient des taches formées par un pigment noir ayant quelquefois au centre un point blanchâtre. De pareilles atrophies locales de la rétine provoquées par des modifications disséminées de la choroïde, doivent nécessairement donner lieu à des troubles visuels très-importants. Car, toutes les fois qu'il existe, sur un point quelconque de la rétine, une atrophie qui s'étend jusqu'à la couche nerveuse, il est évident que non-seulement ce point limité, mais aussi une zone s'étendant jusqu'à la périphérie, doit perdre la faculté de fonctionner régulièrement, par suite de l'interruption simultanée du courant nerveux.

Quelquefois, les modifications disséminées de la choroïde sont d'une nature inflammatoire non douteuse et se développent avec les symptômes d'une *choroïdite exsudative* qui se complique, d'une part, d'une iritis et d'opacités du corps vitré, et qui, d'autre part, produit, pendant la période aiguë, une infiltration séreuse de la rétine. Cette dernière membrane présente à différents endroits correspondants aux foyers inflammatoires, des taches diffuses et blanchâtres. L'infiltration séreuse de la rétine produit à son tour une amblyopie considérable et une torpeur très-marquée de la rétine, de telle sorte que le malade n'aperçoit que les objets éclairés d'une manière intense. A un éclairage moindre, la vue, surtout la vue excentrique, est très-limitée. Cette infiltration séreuse de la rétine disparaît plus tard, et la vision s'améliore jusqu'à un certain point déterminé par les autres lésions pathologiques. D'autre part, il n'est pas rare de rencontrer des modifications très-étendues qui présentent une image ophthalmoscopique semblable, mais sans amener des troubles visuels intenses, quelquefois même sans en provoquer, et sans même que l'anamnèse ou d'autres symptômes prouvent le caractère inflammatoire du processus pathologique qui les a produits.

Il faut citer ici la *choroïdite syphilitique* caractérisée par de nombreuses petites taches disséminées. Elles sont blanches, d'un rouge clair ou noires, se développent d'abord dans les parties périphériques de la choroïde, et amènent souvent une maladie dans les parties correspondantes de la rétine.

On a cité également les épaississements qui se produisent sur la lamelle élastique de cette membrane sous la forme de boutons, comme pouvant amener des modifications disséminées de la choroïde. En s'élevant au-dessus du niveau de cette membrane, ils soulèvent en même temps la couche épithéliale de la choroïde et peuvent même la perforer plus tard. Comme ces épaississements siégent presque à pic, avec des bords escarpés, sur la lamelle vitrée, les cellules épithéliales adjacentes de la choroïde sont pour ainsi dire étranglées à la base des angles formés par les soulèvements.

Cet étranglement paraît provoquer un tel état d'irritation dans ces cellules, que le pigment qu'elles contiennent change de couleur et devient beaucoup plus foncé. Ceci explique la présence de cercles formés par un pigment excessivement noir, dont les plus volumineux de ces boutons sont souvent entourés. Ces épaississements, comme ceux qui leur sont en tous points semblables et qui se présentent ordinairement à un âge avancé sur la membrane de Descemet, sont probablement beaucoup plus fréquents qu'ils ne sont visibles à l'ophthalmoscope. Mais, dans certaines conditions, ces épaississements peuvent atteindre des dimensions telles, qu'ils ne sauraient échapper à l'examen ophthalmoscopique, ainsi que le prouvent des travaux anatomiques récents.

Il faut citer, enfin, de petites tumeurs tuberculeuses visibles à l'œil nu qui siégent dans le parenchyme choroïdal, qui ont été décrites par M. Manz.

Tous ces processus pathologiques, très-différents par leur nature, ont cependant, d'après ce qui précède, un caractère distinctif commun : ce sont des taches d'un rouge clair, blanches ou noires, de formes diverses, entourées de parties de la choroïde qui, à l'examen ophthalmoscopique, ne présentent rien d'anormal. Les taches rouge-clair ont très-probablement pour origine la déco-

oration ou la destruction des cellules pigmentaires, toutes
les fois que le parenchyme choroïdal lui-même ne paraît
pas avoir subi de modifications appréciables aux endroits
où elles se manifestent. Quant aux taches blanches, elles
peuvent être le résultat d'une atrophie locale complète de
la choroïde, qui permet d'apercevoir la sclérotique et
quelquefois des vaisseaux isolés de la choroïde remplis
de sang qui se détachent nettement du fond blanc de cette
membrane. Quelquefois, cependant, la dégénérescence
graisseuse des cellules du parenchyme choroïdal peut produire ces taches blanches, et l'autopsie m'a convaincu
qu'une dégénérescence graisseuse très-étendue des cellules parenchymateuses peut se produire dans les couches
les plus rapprochées de la membrane choriocapillaire, et,
de plus, la même dégénérescence de l'épithéluim pigmentaire peut produire un effet ophthalmoscopique semblable. Enfin, il se produit des exsudations circonscrites
solides qui, ayant leur siége persistant entre la choroïde
et la rétine, se présentent, à l'ophthalmoscope, comme des
élévations très-aplaties, et qui, quoique blanches dans la
plus grande partie de leur étendue, présentent, cependant,
çà et là des amas d'un pigment charbonneux. Ces amas paraissent être produits, pour la plupart, par la modification
de l'épithélium pigmentaire, qui vient d'être expliquée,
quoiqu'il puisse y avoir un pigment de nouvelle formation
dans les masses exsudatives. On peut se convaincre ordinairement, à l'aide de l'ophthalmoscope binoculaire, que
les taches blanches dues à l'atrophie circonscrite de la
choroïde, se présentent manifestement comme des dépressions peu profondes.

L'influence exercée sur la rétine par ces modifications dépend naturellement des conditions particulières sous lesquelles elles se présentent. Les modifications choroïdales qui n'amènent ni infiltration ni adhésion entre la rétine et la choroïde, et qui n'intéressent pas directement, par des soulèvements du niveau de l'épithélium choroïdal, la couche bacillaire, peuvent sans doute exister sans troubler la vue. Tout au plus, des troubles de la vision peuvent-ils être l'effet de la diffusion de la lumière, si la sclérotique a été mise à nu dans une grande étendue. Mais, d'autre part, des modifications peu importantes de la choroïde peuvent, par des soulèvements partiels de l'épithélium choroïdal, occasionner des troubles visuels qui, de peu d'importance dans les parties périphériques de la rétine, sont capables d'abolir complétement la vue lorsqu'ils se produisent près de la *macula lutea*.

Une autre image ophthalmoscopique est le résultat d'une forme de choroïdite qui se rencontre, pour la plupart des cas, étendue sur une large portion de la choroïde, quoique, anatomiquement, elle se compose des mêmes éléments qui viennent d'être signalés plus haut. Ordinairement, l'épithélium choroïdal est décoloré ou même détruit sur une grande étendue, ou, encore, il forme, par la modification pigmentaire dont il vient d'être question et par la transformation et, de plus, par la prolifération des cellules, des taches noires assez nombreuses, tantôt sous forme de points, mais plus souvent d'une forme irrégulière anguleuse et dentelée. Sous le rapport de la forme, ces taches ressemblent beaucoup à celles produites par la pigmentation de la rétine et peuvent en effet, en partie au moins, devoir leur origine à une pigmentation des vaisseaux de cette membrane. Mais, d'autre part, je me suis convaincu, à l'autopsie, que de tels processus pathologiques qui se manifestent dans l'épithélium choroïdal, ont déjà, par eux-mêmes, une tendance prononcée à déterminer l'arrangement, sous forme de stries ou de réseaux, des cellules épithéliales irrégulières et charbonneuses.

Là où, par suite de l'atrophie de l'épithélium, le parenchyme choroïdal est mis à nu, on le voit avec une netteté surprenante, et il est instructif, alors, de comparer ces parties de la choroïde avec celles dont l'épithélium pigmentaire est encore normal et dont le parenchyme ne peut être aperçu qu'à travers une espèce de voile. On voit quelquefois le parenchyme intact recouvert d'un épithélium décoloré. Il n'est pas rare aussi d'apercevoir, à côté de vaisseaux normaux de la choroïde, d'autres vaisseaux qui se distinguent par leur couleur jaune-clair, ce qui indique qu'ils sont complétement oblitérés. Souvent aussi, le parenchyme se trouve atrophié à des degrés différents et dans une plus ou moins grande étendue. Cette forme de choroïdite acquiert quelquefois des dimensions telles, qu'il n'existe plus absolument la moindre parcelle normale de cette membrane, et produit ainsi des troubles visuels excessivement importants ; car ces exsudations choroïdales, quoique de peu d'importance sous le rapport de leur quantité, amènent à la longue des adhérences entre la choroïde et la rétine. Cette dernière membrane s'infiltre d'abord de sérosité et devient excessivement atrophiée, de sorte qu'il n'en reste finalement qu'une espèce de réseau incomplet de tissu conjonctif. Plus tard, des cellules épithéliales y pénètrent facilement et peuvent s'y développer en proliférant. Il n'est pas rare de voir se former simultanément des dépôts de pigment près des vaisseaux de la rétine, et l'on peut constater ainsi, à l'aide de l'ophthalmoscope, la part prise par cette membrane dans ce processus. Les artères de la rétine y subissent en même temps un épaississement des parois de nature hyaline; elles deviennent plus ténues, tandis que la rétine elle-même se trouble légèrement près de la papille, qui, à son tour, prend une teinte grisâtre.

Comme formes plus rares de choroïdite, il reste à citer des exsudations circonscrites de cette membrane. Quelquefois elles se développent d'une manière aiguë, accompagnées ordinairement de troubles du corps vitré très-intenses que l'ophthalmoscope fait distinguer sous la forme de masses blanches solides.

J'ai même trouvé chez un enfant qui avait la vue normale et qui ne présentait aucune autre anomalie ophthalmoscopique, non loin de l'équateur du bulbe, du côté interne du nerf optique, une tache arrondie nettement limitée, d'un éclat blanc et ayant trois fois l'étendue de la papille, tache qui présentait, à différents endroits, de petits amas d'un pigment noir. Le siége en était manifestement à la surface antérieure de la choroïde, car elle cachait le parenchyme de cette membrane, tandis que quelques vaisseaux de la rétine se dessinaient très-nettement sur ce fond blanc. Ceci prouve, ainsi qu'il a été expliquée page 72, qu'en cet endroit la rétine se trouvait à un niveau plus élevé que dans le voisinage.

Il existe d'autres formes moins rares de choroïdite exsudative, qui ne produisent pas de masses solides, mais seulement une infiltration séreuse de la rétine. Leur siége principal est près du nerf optique et dans le voisinage de la *macula lutea*.

Si l'on peut examiner des cas récents, — ainsi qu'il arrive ordinairement, à cause des troubles visuels très-intenses dont cette maladie est accompagnée dès son début, — on trouve d'abord une opacité blanchâtre très-marquée de la rétine, qui occupe ordinairement les couches postérieures de cette membrane. Des vaisseaux capillaires nettement dessinés se distribuent à sa surface, quoique, en certains endroits, on voie aussi des vaisseaux rétiniens plus gros à travers un voile léger produit par l'opacité de la substance rétinienne qui les recouvre. Dans cette phase de la maladie, l'opacité de la rétine empêche de distinguer la choroïde, mais, au fur et à mesure que, dans le courant de quelques semaines, la rétine s'éclaircit, des modifications de la choroïde, comme, par exemple, la décoloration de l'épithélium pigmentaire et des amas partiels de pigment noir, deviennent visibles. J'ai observé un cas pareil où des douleurs intenses se manifestaient au fond de l'œil. Dans un autre cas, j'ai constaté simultanément une opacité pointillée à la surface postérieure de la cornée, comme il s'en produit dans certains cas d'iritis, avec participation de l'épithélium de la membrane de Descemet. Mais, ici, il n'existait aucune trace d'iritis, et il ne paraissait pas davantage en avoir jamais existé ; car, après la dilatation de la pupille par l'atropine, le champ pupillaire se montrait complétement libre.

Ces observations prouvent que le fond de ces modifications diverses est une inflammation de la choroïde. Mais, d'autre part, il existe aussi des maladies qui, en partant de la rétine, peuvent provoquer des affections de la choroïde.

Dans les *cicatrices de la choroïde*, résultant de plaies perforantes, ou de fortes contusions, la sclérotique est presque constamment mise à nu, à l'endroit qui correspond à la lésion, et la tache blanche produite de cette manière est entourée d'amas de pigment noir. J'ai observé un cas où cette modification était le résultat d'un plomb de chasse qui avait effleuré le côté externe de l'œil, dans la région de l'équateur du bulbe.

Le *colobome* de l'iris est accompagné d'un défaut semblable de la choroïde. On aperçoit au fond de l'œil et correspondant au colobome de l'iris, une tache ovalaire, blanche, entourée d'un bord foncé formé par la choroïde. Quant à la tache blanche, c'est la surface interne de la sclérotique. Les vaisseaux qu'on voit s'y répandre, proviennent en partie de la rétine, ainsi que le prouvent leur origine et leur direction, et, en partie, ce sont des vaisseaux très-petits de la choroïde ayant une direction irrégulière. Cette partie de la sclérotique mise à nu, est le siége d'une ectasie qui occupe toute son étendue, et quelquefois, en outre, elle est, en différents points, encore repoussée en dehors. Ordinairement, ce défaut de la choroïde s'arrête à une certaine distance du nerf optique; mais si, par exception, il l'entoure, alors les limites de la papille et de la sclérotique sont difficiles à distinguer. Le nerf optique est, dans des cas semblables, ordinairement d'une forme elliptique dont l'axe longitudinal est placé horizontalement. Dans un de ces cas, on a observé simultanément une ectasie diverticulaire de la gaîne du nerf optique, à son passage dans la sclérotique.

VI.

MODIFICATIONS DE LA RÉTINE.

La rétine, ainsi qu'il a été expliqué plus haut, reflète, à cause de sa grande transparence, si peu de lumière, qu'on ne la reconnaît qu'à ses vaisseaux, dans les parties périphériques. C'est pourquoi la transparence de la rétine et l'état de ses vaisseaux sont de la dernière importance pour en constater les différents états pathologiques. Quelquefois, même dans des conditions physiologiques, il est vrai, la substance de la rétine est visible, à l'aide de l'ophthalmoscope, avec tant de netteté, tout près de l'entrée du nerf optique, que l'anneau choroïdal qui l'entoure et la limite de la papille en sont cachés. Cependant, cette particularité ne se présente qu'à la partie interne supérieure ou inférieure de la périphérie du nerf optique, tandis que la partie située du côté de la *macula lutea* en reste, dans des conditions normales, toujours exempte, et conserve, même dans les états pathologiques, le plus longtemps sa transparence.

Il y a une autre opacité de la rétine, plus rare et également physiologique, qui n'affecte point la vision. Elle est située le plus souvent près de la papille et se présente sous forme d'une tache blanche, reflétant fortement la lumière, présentant un aspect granulé à l'image droite, et formant à sa périphérie des stries radiaires qu'on reconnaît facilement comme n'étant que de la substance rétinienne opaque. Car il est aisé d'apercevoir que cette opacité cache la choroïde et qu'elle voile ou cache même tout à fait quelques vaisseaux rétiniens. Ce dernier symptôme est très-important, attendu qu'il peut empêcher de confondre cette couleur blanche éclatante de la rétine avec la sclérotique mise à nu par l'atrophie de la choroïde.

La disparition des vaisseaux rétiniens prouve également que ce sont les couches internes de la rétine qu'occupe cette opacité due à la présence des gaînes qui enveloppent les fibres nerveuses de la rétine en cet endroit. MM. Müller et Virchow sont les premiers qui ont constaté ce fait remarquable, que les *fibres nerveuses à double contour*, qu'on n'avait rencontrées jusqu'ici que chez le lapin, peuvent quelquefois se trouver également dans l'œil humain. On sait, du reste, qu'à l'état normal, le nevrilème des fibres du nerf optique ne s'étend que jusqu'à la lamelle criblée; là, il se perd et n'existe dans la rétine que comme des cylindres-axes. Dans les cas dont il s'agit, les fibres nerveuses retrouvent donc leur nevrilème dans une partie circonscrite de la rétine située ordinairement tout près de la papille. Celle-ci conserve habituellement sa transparence normale, et ce n'est que dans des cas très-rares que cette opacité s'étend jusque dans la papille, c'est-à-dire : alors qu'elle occupe une étendue bien plus grande et est compliquée en même temps d'un degré très-avancé d'amblyopie.

Cette anomalie se trouve exceptionnellement accompagnée de semblables taches blanches dans d'autres parties de la rétine, situées habituellement à une petite distance de la papille, du côté externe, non loin de la *macula lutea.*

On ne sait pas encore d'une manière certaine, si cette anomalie est toujours congénitale, ou si elle peut également se développer pendant la vie. Théoriquement, on ne voit pas pourquoi le développement du névrilème dans une partie des fibres nerveuses de la rétine, serait une chose impossible après la naissance.

L'*hypérémie de la rétine* se manifeste, à l'état chronique, principalement par un engorgement et un état tortueux des veines. Pourtant, il ne faut pas oublier que, même à l'état normal, les veines de la rétine paraissent toujours plus grosses que les artères et sont souvent excessivement tortueuses.

On peut dire d'une manière générale que lorsqu'il s'agit d'affections de la rétine qui se manifestent par des modifications visibles à l'ophthalmoscope, il n'est pas toujours permis d'en tirer des inductions sur l'état de la vue. Les modifications ophthalmoscopiques ne sont pas, pour la plupart, le résultat de modifications des éléments nerveux de la rétine, et, d'autre part, des altérations de ces éléments peuvent exister sans qu'elles soient appréciables à l'ophthalmoscope. Ceci explique pourquoi des altérations produisant des images ophthalmoscopiques

analogues, peuvent être accompagnées de troubles visuels, tantôt très-graves et tantôt, au contraire, de peu
d'importance. C'est surtout la rétinite qui, dans certains
cas, amène une cécité presque complète, et, dans d'autres, produit seulement une diminution insignifiante de
l'acuité visuelle centrale, accompagnée ou non d'interruption du champ visuel. J'ai observé moi-même des cas
de rétinite incontestable qui n'était accompagnée d'aucune
espèce de trouble de la vision.

Les *modifications inflammatoires de la rétine* se distinguent surtout par des opacités de cette membrane. Voici
les points essentiels qui permettent de constater que certaines opacités sont réellement situées dans la rétine. Si
une opacité se trouve, comme d'ordinaire, dans la partie
de la rétine la plus rapprochée du nerf optique, la limite
de celui-ci est effacée. Car, la limite du nerf optique,
l'anneau choroïdal et quelquefois le liséré étroit de la
sclérotique qui se trouve entre les deux, étant situés derrière la rétine, ne peuvent être aperçus qu'à travers cette
membrane et deviennent invisibles dès qu'elle a perdu
sa transparence. La papille du nerf optique perd alors
plus ou moins complétement son dessin caractéristique
et n'est reconnaissable que par les vaisseaux de la rétine
qui y prennent leur origine. La plupart des opacités de la
rétine appartiennent aux couches internes de cette membrane et présentent un strié très-marqué coïncidant avec
la direction des fibres nerveuses et visible à un fort grossissement. Il ne faut pas croire, cependant, que cet état
strié doive son origine aux fibres nerveuses elles-mêmes;
car les attaches des fibres radiaires à la membrane limi-

tante et, en général, la distribution du tissu conjonctif de la couche nerveuse présentent le même arrangement. L'hypertropie du tissu conjonctif de la couche nerveuse forme cependant une partie essentielle des modifications anatomiques de la rétinite, ainsi que j'ai pu m'en convaincre dans les diverses formes de cette maladie.

Virchow a constaté, à l'autopsie, dans un cas d'albuminurie, une opacité plus marquée, visible à l'œil nu suivant la direction des fibres nerveuses. Cette opacité était produite par la dégénérescence graisseuse des extrémités des fibres radiaires. Dans un cas analogue, j'ai constaté, comme cause d'un état strié semblable, une sclérose des extrémités internes des fibres radiaires, élargies près de la membrane limitante. Les opacités des couches internes de la rétine cachent aussi les vaisseaux délicats et voilent même les vaisseaux d'un plus fort calibre qui se distribuent dans les couches moyennes. Les opacités des couches externes de la rétine, comme, par exemple, la dégénérescence graisseuse de la couche granulée externe, suite de la maladie de Bright, qui produit des taches d'un blanc éclatant, ne présentent pas ces stries et ne voilent pas les vaisseaux de la rétine. Cependant, comme point de repère, on peut encore se servir de leur situation devant la choroïde, et, si des doutes devaient encore subsister, on puiserait dans l'ensemble des phénomènes l'explication anatomique de l'image ophthalmoscopique.

Les vaisseaux présentent, dans la rétinite, certains symptômes très-caractéristiques. Pour la plupart et surtout pendant la période inflammatoire aiguë, il existe une hyperémie très-prononcée ; les veines sont plus grosses

qu'à l'état normal, et, comme les parois sont plus élas-
tiques dans la direction longitudinale que dans le diamètre transversal, elles sont en même temps très-tortueuses.
Les veines ne sont pas seulement tortueuses suivant le
niveau de la rétine, mais aussi dans le sens perpendiculaire à cette membrane. De cette manière, ces vaisseaux
acquièrent un aspect tout à fait particulier. Quelques
segments des veines gorgées de sang s'élèvent ainsi au-
dessus du niveau de la rétine, ce dont on peut se rendre
compte de la manière indiquée page 72. En outre, ces
parties de vaisseaux sont peu ou point recouvertes de
substance rétinienne et sont, par conséquent, d'un rouge
beaucoup plus foncé que les parties situées plus profon-
dément et voilées par la substance opacifiée de la rétine.
Les artères ne sont pas dilatées le plus souvent; elles
peuvent même paraître plus étroites, ce qui s'explique
par ce fait, que l'hypertrophie du tissu conjonctif de la
couche nerveuse peut s'étendre, dans certaines conditions, jusqu'à la lamelle criblée. Car, si cette hypertrophie se produit dans la lamelle criblée elle-même, c'est-
à-dire : dans la partie du nerf optique entourée de la
sclérotique, une compression des vaisseaux rétiniens qui
traversent cet endroit, est inévitable, et cet étranglement
a pour conséquence immédiate tout aussi bien l'anémie
des artères que l'hypérémie des veines.

Les hémorrhagies accompagnent souvent la rétinite;
mais, non-seulement elles peuvent manquer totalement,
mais elles peuvent aussi exister en grand nombre sans
être dues à une affection inflammatoire de la rétine.

Voici les maladies qui produisent le plus souvent l'inflammation de la rétine : l'albuminurie avec hypertrophie du ventricule gauche et la syphilis.

Les *altérations de la rétine qui accompagnent la maladie de Bright* ont été étudiées avec tant de soin qu'il suffit d'en citer les plus essentielles pour faire comprendre l'image ophthalmoscopique présentée par cette maladie. Déjà il a été question de l'hypertrophie du tissu conjonctif rétinien qui se produit principalement dans la couche des fibres nerveuses. Dans la majorité des cas, elle est limitée aux parties de la rétine avoisinant la papille, mais elle s'étend aussi quelquefois jusque dans cette dernière et même jusque dans le nerf optique.

La figure 4 (tab. I) en offre un exemple éclatant. Une coupe longitudinale du nerf optique traverse le canal central qui renferme les vaisseaux, et l'on peut encore poursuivre ces derniers des deux côtés jusqu'à une certaine distance. Il est évident que la tuméfaction extraordinaire de la papille devait refouler les vaisseaux vers le haut, et, l'espèce de tension en sens inverse résultant de leur élasticité, produire une dépression au centre de la papille correspondante à la première bifurcation des vaisseaux. La lamelle criblée n'est pas, comme d'ordinaire, un peu concave à sa surface antérieure, mais, au contraire, elle émerge à côté des vaisseaux, au-dessus du niveau de la choroïde, par l'effet de la tuméfaction de son parenchyme. On conçoit, en effet, qu'une tuméfaction de la lamelle criblée puisse se faire jour bien plus facilement du côté du corps vitré que dans toute autre direction. Le bout intra-oculaire du nerf optique est, dans sa totalité, considérablement tuméfié, et, non-seulement il s'élève beaucoup

au-dessus de son niveau normal, mais il présente encore
un épanouissement *latéral* important, de sorte que le
commencement des couches externes de la rétine se
trouve refoulé bien loin (jusqu'au point *e'*) de l'entrée du
nerf optique; car, on voit que la masse tuméfiée de la
papille s'est étendue, en s'épanouissant, sur la surface de
la choroïde. La papille tuméfiée est, en outre, traversée
par une foule de petits vaisseaux.

Si, maintenant, on tient compte de ce détail que l'espace entre la rétine et la choroïde n'est qu'artificiel dans
le dessin, puisque en réalité la rétine faisait corps avec
la choroïde, on peut aisément se faire une idée de la
tuméfaction énorme de la papille. Le seul épanouissement
de la papille devait cacher la limite du nerf optique et l'anneau choroïdal qui l'entoure. J'ajouterai cependant que la
tuméfaction en question était d'un volume rare dans l'albu -
minurie, et ordinairement elle est bien moindre dans cette
maladie. Cette tuméfaction est accompagnée d'une infiltration de la rétine produite en partie par des matières
séreuses et en partie par des matières coagulables, ce qui
contribue à augmenter encore davantage l'opacité et la
décoloration de cette membrane. L'hypertrophie des éléments du tissu conjonctif rétinien n'est pas limitée aux couches internes, mais elle produit aussi dans les couches
externes de la rétine des modifications d'une nature particulière. Car, il peut se développer dans les couches granulées de la rétine une hypertrophie particulière des
fibres radiaires qui fait que, par leur allongement considérable, elles s'élèvent au-dessus du niveau externe de
la rétine. Souvent cette modification procède d'une ma-

nière irrégulière, c'est-à-dire : qu'au milieu d'une région de fibres radiaires hypertrophiées, il s'en trouve une petite partie tout à fait normale ou très-peu modifiée. Il en résulte que ces élévations du niveau de la rétine renferment souvent des renfoncements qui atteignent le niveau normal des couches externes. Les ondulations formées de la sorte sont ainsi, lorsqu'on les examine sur une coupe transversale, toujours limitées par une ligne très-délicate formée par la membrane limitante externe. C'est pour mettre en avant les faits anatomiques qui militent contre la supposition, généralement en vigueur, de la spécificité des diverses formes de rétinite, que j'ai cru devoir exposer avec plus de détail ces divers processus pathologiques.

Cette espèce particulière d'hypertrophie a été décrite pour la première fois par M. H. Müller dans la rétinite pigmentaire, ensuite dans la névro-rétinite, suite de tumeurs cérébrales, et enfin par moi-même dans le cas de neuro-rétinite, suite de maladie de Bright, représenté fig. 4 (tab. I).

On observe encore une hypertrophie du tissu cellulaire dans la couche adventice des vaisseaux rétiniens moyens, tandis que dans les vaisseaux plus ténus il se produit tantôt une dégénérescence graisseuse, tantôt une infiltration scléreuse de leurs parois. Il va sans dire que ces modifications doivent augmenter la prédisposition aux hémorrhagies.

La dégénérescence graisseuse de la rétine, particulière à la maladie de Bright, est ordinairement localisée dans la couche granulée externe; celle-ci paraît être parsemée en certains endroits de cellules graisseuses. Cependant, cette dégénérescence peut se produire dans toutes les couches de la rétine, ainsi que dans les fibres radiaires.

Les éléments nerveux de la rétine éprouvent également des modifications essentielles dans l'inflammation de cette membrane. A peine M. Virchow avait-il décrit la dégénérescence scléreuse des cellules ganglionnaires de la rétine, que H. Müller prouvait que les mêmes formes élémentaires peuvent être produites par une sclérose des fibres nerveuses. Ces fibres sclérosées se distinguent par un éclat opalescent particulier; elles augmentent insensiblement, mais d'une manière irrégulière, de volume et le conservent sur une étendue plus ou moins grande de leur parcours. D'autres fois, on voit plusieurs varicosités successives d'une fibre augmenter insensiblement de volume jusqu'à ce que tout d'un coup l'une d'elles acquière un volume énorme, tandis que tout près de là la fibre nerveuse, quoique un peu plus grosse, reprend bientôt ses dimensions primitives. Ordinairement, les fibres sclérosées se trouvent tout près les unes des autres et produisent alors une espèce de renflement de la couche de ces fibres, renflement qui fait saillie non-seulement en dedans, au-dessus du niveau, mais aussi en dehors, en empiétant sur l'espace occupé par les couches externes.

Il est naturel que, dans ces conditions, les vaisseaux capillaires situés près de ces amas sclérosés, soient exposés, en dehors de la dégénérescence graisseuse ou scléreuse de leurs parois, à des ruptures, et, en effet, Virchow a constaté de petits foyers hémorrhagiques dans les parties sclérosées. Ordinairement on trouve encore dans ces amas des globules graisseux isolés entre les fibres sclérosées.

Quant au *corps vitré*, c'est Müller qui le premier a décrit une altération particulière qui consiste dans un nombre immense de filaments excessivement délicats et entrelacés. Cet auteur ne les avait trouvés qu'à la périphérie du corps vitré, près de la partie la plus malade de la rétine. Moi-même je les ai rencontrés à l'autopsie, principalement au centre de cet organe, tandis qu'à la périphérie ils formaient, en se dissolvant, une masse moléculaire. Les cellules du corps vitré n'étaient que très-peu modifiées. Il est probable qu'il s'agit ici d'une forme particulière de coagulation de la fibrine qui, vu la transparence ophthalmoscopique du corps vitré pendant la vie, pourrait bien ne s'être produite qu'après la mort.

Il faut encore citer la sclérose de la chorio-capillaire également découverte par Müller. En certains endroits, les vaisseaux éprouvent un épaississement scléreux de leurs parois, par suite duquel leur canal se rétrécit ou se bouche complétement.

Aux endroits correspondant à cette sclérose, j'ai trouvé ordinairement l'épithélium choroïdal dépourvu de son pigment. Une seule fois j'ai rencontré, près de la papille, une prolifération de l'épithélium choroïdal, causée probablement par une tuméfaction excessive. Ces modifications choroïdales peuvent sans doute donner lieu au décollement de la rétine, qui accompagne quelquefois cette forme de rétinite. Il est d'ailleurs à remarquer que ces différentes modifications peuvent exister indépendamment les unes des autres. Ainsi, j'ai constaté dans plusieurs cas une prépondérance marquée des altérations scléreuses des fibres nerveuses, tandis que dans d'autres cas il n'y avait, malgré les modifications intenses et compliquées du tissu conjonctif de la rétine, que peu de fibres nerveuses sclérosées.

Il n'existe pas davantage un rapport constant entre les modifications rétiniennes, la sclérose de la chorio-capillaire et la décoloration de l'épithélium pigmentaire qui en dépend, tandis que l'hypertrophie des couches granulées externes, décrite page 98, peut amener ici comme ailleurs, des modifications choroïdales.

Ces modifications anatomiques forment la base de l'image ophthalmoscopique de la rétinite albuminurique, image qui peut, par conséquent, offrir les aspects les plus variés. Il sera donc intéressant de rechercher en détail, comment ces diverses modifications peuvent être distinguées à l'aide de l'ophthalmoscope.

Par suite de l'hypertrophie de son tissu cellulaire et de l'infiltration séreuse, la rétine perd sa transparence, et présente une opacité d'un rouge grisâtre sous forme de stries très-délicates qui poursuivent la direction des fibres nerveuses. La limite du nerf optique est plus ou moins effacée, quelquefois aussi la papille présente une tuméfaction manifeste. Il est à noter que toute ces modifications sont ordinairement moins développées du côté de la *macula lutea*. L'hypertrophie de la lamelle adventice des vaisseaux de la rétine se manifeste quelquefois par des stries blanchâtres qui accompagnent le sang renfermé dans les vaisseaux moyens.

La dégénérescence graisseuse des éléments de la rétine ne paraît pas se produire tout près de l'entrée du nerf optique ; elle débute ordinairement à une petite distance de cet endroit et se manifeste par l'éclat blanc des taches isolées formées par elle. Quelquefois, plusieurs de ces taches produisent une figure circulaire en se réunissant. Le bord de cette figure circulaire, tourné du côté du nerf optique, est habituellement nettement limité, tandis que celui qui regarde la périphérie est plus ou moins dentelé ou forme plusieurs petites taches éparses. On trouve également de semblables petites taches isolées — sinon au début, du moins à une période plus avancée de la maladie — près de la *macula lutea*, et groupées alors d'une manière très-caractéristique. Car, ces petites taches formant des points et des lignes semblent toutes converger vers le centre de la *macula lutea*, en suivant probablement la direction si remarquable des fibres radiaires. (Ces fibres ne prennent pas, suivant Bergmann, une direction perpendiculaire en s'enfonçant dans la rétine, mais, elles décrivent plutôt une espèce de courbe en convergeant vers le centre de la *macula lutea* pendant le trajet qu'elles font pour passer des couches internes aux couches externes.)

Quant aux amas de fibres nerveuses sclérosées, ils se dessinent comme des points blancs et leur reflet est encore augmenté par quelques corpuscules graisseux qu'ils contiennent habituellement. Ceci explique pourquoi il est difficile de distinguer, à l'aide de l'ophthalmoscope, ces amas sclérosés d'avec de petites dégénérescences graisseuses. Tout au plus, on peut affirmer que si les taches qui ont le reflet caractéristique de la graisse, sont situées derrière les petits vaisseaux rétiniens, elles appar-

tiennent aux couches externes de la rétine, tandis que
de petites taches blanches situées devant les vaisseaux
de cette membrane, surtout lorsqu'elles sont accompagnées de petits foyers hémorrhagiques, appartiennent
probablement aux couches internes de la rétine. Ces foyers
hémorrhagiques qui sont très-délicats, ont besoin, pour
être aperçus, d'un fort grossissement et, en même temps,
d'être examinés à l'image droite.

Il va sans dire qu'il n'en est pas ainsi des hémorrhagies plus considérables qui font rarement défaut dans
l'albuminurie. Celles-ci se produisent sous la forme de
taches rouge foncé, arrondies, quelquefois radiaires et
pénètrent souvent dans le corps vitré.

Toutes ces diverses altérations de la rétine sont ordinairement situées dans les parties plus profondes du fond
de l'œil et s'étendent rarement jusqu'à ses parties équatoriales.

Les altérations choroïdales déjà citées se manifestent
comme des taches tantôt plus claires, tantôt plus foncées
de la couche de l'épithélium pigmentaire, et se produisent tout aussi bien dans les parties périphériques que
dans les parties plus profondes du fond de l'œil où elles
sont visibles, à moins d'être cachées par les opacités de
la rétine.

Aucune de ces altérations anatomiques ou ophthalmoscopiques, prise isolément, ne saurait avoir une valeur
spécifique. Ainsi, par exemple, la sclérose si caractéristique des fibres nerveuses, qui se prêterait le mieux
à une telle interprétation, a été signalée dans différentes
autres formes de rétinite, par exemple : dans les rétinites

leucocythémique, syphilitique et la neuro-rétinite, suite de tumeurs cérébrales. La sclérose de la chorio-capillaire elle-même vient d'être constatée dans des cas d'une nature toute différente, c'est-à-dire : dans la pigmentation de la rétine. De même, tous les détails de l'image ophthalmoscopique : les hémorrhagies, la dégénérescence graisseuse , les opacités striées de la rétine et aussi les taches pointillées si caractéristiques de la *macula lutea*, se rencontrent dans d'autres formes de rétinite et tout à fait indépendantes de l'albuminurie.

Malgré tout, il n'est pas rare qu'on puisse, par le seul moyen de l'ophthalmoscope, diagnostiquer la maladie de Bright. Le caractère spécifique de l'image ophthalmoscopique, en pareil cas, doit être tiré, non pas des symptômes considérés isolément, mais bien du mode de groupement des altérations. Celles-ci, en raison de la multiplication de leurs combinaisons, sont plus faciles à reconnaître dans la pratique que par la description. Il faut reconnaître, à la vérité, que l'existence constante des altérations dans les deux yeux à la fois est un caractère assez important de la rétinite albuminurique, mais ce caractère peut, toutefois, se rencontrer dans d'autres formes de rétinite.

On peut dire la même chose et même avec plus de raison, des autres formes de rétinite, parmi lesquelles la forme syphilitique est la plus fréquente.

La rétinite syphilitique est habituellement caractérisée par une opacité manifeste de la papille et de la rétine environnante, opacité qui est accompagnée de dilatation et d'une forme tortueuse des veines. Les hémorrhagies de la rétine l'accompagnent quelquefois, l'iritis et la choroïdite souvent, mais pas toujours.

On cite encore, comme cause de rétinite, la leucocythémie, et, enfin, il y a certains cas qui ne paraissent être le résultat d'aucune maladie générale, mais bien, par exemple, d'un refroidissement. Souvent même on n'en constate aucune cause appréciable. L'image opthalmoscopique est presque dans tous les cas identique : dilatation et forme tortueuse des veines rétiniennes, opacité et tuméfaction de la rétine, près de la papille. Quelquefois, celle-ci conserve toute son intégrité et, parfois, j'ai observé, surtout dans la rétinite syphilitique, tout près de la papille, une tuméfaction qui entourait celle-ci comme un rempart sans qu'elle-même y participât. De ceci il suit que l'augmentation de l'épaisseur de la rétine n'était due qu'à une altération de ses couches externes. L'ophthalmoscope binoculaire est encore très-utile pour reconnaître ces tuméfactions diverses de la rétine.

Il a déjà été question, page 89, de la *rétinite qui se rencontre près de la macula lutea.* En pareil cas, la rétine présente une légère opacité diffuse depuis la *macula lutea* jusque près du nerf optique, même au delà, et quelquefois, en même temps, certains foyers hémorrhagiques situés sur la limite de cette opacité. Dans cette période, les troubles visuels sont très-considérables ; mais ils peuvent diminuer au fur et à mesure que l'opacité disparaît, et ordinairement des altérations très-importantes de l'épithélium pigmentaire de la choroïde deviennent alors visibles. Dans plusieurs de ces cas, j'ai été obligé, pour les raisons qui viennent d'être expliquées,

de regarder le processus pathologique pour une choroïdite avec infiltration de la rétine; dans d'autres cas
je regardais la rétinite comme la maladie primaire.

Les *hémorrhagies de la rétine* forment quelquefois
une maladie isolée, liée cependant le plus souvent à
l'hypertrophie du ventricule gauche ou à la rigidité des
artères, et sont alors répandues en très-grand nombre
sur toute la surface ou une grande partie de cette membrane.

La forme des taches sanguines varie suivant leur position. Si elles occupent la couche des fibres nerveuses
près du nerf optique, elles sont d'une forme oblongue ou
radiaire; si elles s'étendent, au contraire, dans les couches moyennes ou dans celles des cellules ganglionnaires
de la rétine, leur forme est plutôt arrondie. J'ai constaté,
à l'autopsie, que ces hémorrhagies traversent les couches
externes de la rétine, pour se répandre entre la couche
bacillaire et l'épithélium choroïdal. Ceci explique comment de légères altérations de l'épithélium choroïdal peuvent être produites par des hémorrhagies rétiniennes;
on voit même assez souvent des épanchements de sang
traverser les couches internes pour se répandre dans le
corps vitré. Il arrive même, dans des cas exceptionnels,
que des hémorrhagies situées près de la *macula lutea*,
traversent la membrane limitante pour se répandre en
prenant la forme d'une coupe entre celle-ci et la membrane
hyaloïdienne. On voit alors très-distinctement, surtout
près du nerf optique, les gros vaisseaux rétiniens se
cacher tout d'un coup derrière le bord de cet épanchement. La vision est, dans des cas semblables, très-consi-

dérablement diminuée; mais elle peut aussi s'améliorer beaucoup après la résorption du sang.

La couleur rouge des hémorrhagies de la rétine subit quelques modifications, suivant l'état si variable de la pigmentation choroïdale. Sur le fond clair d'une choroïde peu pigmentée, ces taches sanguines sont d'un rouge plus éclatant qu'en présence d'un pigment foncé. La choroïde elle-même est nécessairement toujours cachée par les hémorrhagies; quelquefois il se développe dans celles-ci, probablement par l'effet de la modification des corpuscules sanguins ou par la dégénérescence graisseuse des débris des éléments rétiniens, une coloration plus claire et même d'un blanc plus éclatant. Dans d'autres cas, les épanchements disparaissent peu à peu, sans produire aucun changement de couleur, tandis qu'on voit rarement un pigment foncé résulter d'hémorrhagies rétiniennes. Enfin, les hémorrhagies de la rétine, ainsi que M. de Graefe l'a prouvé, se manifestent souvent, après l'iridectomie dans le glaucome, lorsqu'une augmentation excessive de la pression intraoculaire a persisté pendant longtemps. Ces hémorrhagies disparaissent ordinairement en six à huit semaines.

Les troubles visuels produits par les hémorrhagies de la rétine, ainsi que le pronostic, dépendent surtout de leur position et de leur étendue.

Sont-elles abondantes ou limitées à la périphérie de la rétine? l'acuité de la vision centrale peut rester intacte. Mais si, au contraire, elles se trouvent, ainsi que cela arrive souvent, près de la *macula lutea*, et qu'elles se répandent dans la couche des cellules ganglionnaires,

les troubles visuels sont très-considérables, et même, après
la résorption de l'épanchement, on ne doit pas s'attendre
à voir se produire une amélioration notable de la vue.

Si des maladies du cœur ou des vaisseaux ont produit
les hémorrhagies, il faut s'attendre aux rechutes.

La *pigmentation de la rétine* n'est pas, à proprement
parler, une maladie à part, mais elle est plutôt le résultat des processus pathologiques les plus variés. D'abord,
il convient de citer le développement spontané de pigment dans les vaisseaux de la rétine. Donders qui le premier a examiné, à l'aide du microscope, la pigmentation
de la rétine, fut immédiatement frappé de cette vérité.
Mais dans le cas observé par lui, il existait en même
temps des modifications très-importantes de la choroïde,
et les observations suivantes de Müller et d'autres auteurs étaient d'accord pour constater que des quantités
considérables de pigment pourraient passer de la choroïde
à la rétine. De nouvelles recherches étaient donc nécessaires pour constater la production spontanée de pigment dans les vaisseaux de la rétine, et je suis heureux
d'avoir pu me convaincre d'une manière incontestable,
par l'autopsie, de la réalité de ce fait important. Car, l'é-
pithélium choroïdal était alors tout à fait normal, non-
seulement dans sa totalité, mais surtout dans les parties
correspondantes à celles de la rétine qui étaient le siége
de la pigmentation. Il n'existait pas davantage d'adhérence
entre la rétine et la choroïde. La pigmentation charbon-
neuse occupait une zone de la rétine, située entre l'é-
quateur et l'*ora serrata* et y était limitée aux seuls vaisseaux de la rétine.

Les vaisseaux présentaient, dans une étendue plus grande que celle de la pigmentation, un épaississement de nature hyaline de leurs parois et les ramifications plus délicates étaient, par suite, oblitérées.

Dans d'autres cas, lorsqu'on examine la rétine d'avant en arrière, on rencontre disséminées dans cette membrane, outre le réseau pigmentaire irrégulier qui correspond aux vaisseaux rétiniens, des masses pigmentaires plus ou moins arrondies. Dans les cas de ce genre, le point de départ a été une choroïdite, et les amas pigmentaires qu'on trouve dans la rétine résultent en partie d'exsudats solides, qui, développés sur la choroïde, se sont enfoncés dans la rétine. J'ajouterai, cependant, que j'ai également observé des cas dans lesquels j'ai pu constater, en examinant la rétine d'avant en arrière, des parties atrophiées qui contenaient une foule de cellules noires arrondies (probablement de l'épithélium choroïdal modifié), lesquelles présentaient des irrégularités très-manifestes; par exemple: augmentation de leurs noyaux, changement de forme, modification du pigment et autres. Il n'existait pas de pigmentation des vaisseaux de la rétine et dans ces cas l'ophthalmoscope n'aurait pas fait reconnaître la pigmentation de la rétine, malgré la présence de l'épithélium choroïdal qui était parvenu à s'y enfoncer. Du reste, pour expliquer ce processus pathologique, il ne faut pas perdre de vue qu'une rétine normale aurait pu probablement résister à l'introduction de l'épithélium choroïdal et n'aurait subi, par sa prolifération, qu'une compression locale, comme on en voit souvent. Mais si, au contraire, la rétine est ramollie par des infiltrations et réduite à un état atrophique, c'est alors que l'épithélium choroïdal proliférant peut facilement y pénétrer et, en continuant sa multiplication, s'étendre plus facilement le long des vaisseaux que dans toute autre direction.

Une remarque très-importante, d'ailleurs, c'est que même dans ces derniers cas, la maladie des vaisseaux qui vient d'être signalée comme le résultat de la production spontanée de pigment, c'est-à-dire : l'épaississement de nature hyaline de leurs parois a été observé par plusieurs auteurs et par moi-même. Ceci prouve qu'à côté du pigment choroïdal qui a pu pénétrer dans la rétine, il peut encore se produire d'une manière spontanée du pigment dans les vaisseaux de cette membrane.

Il reste encore à citer une maladie de la rétine, décrite par Müller et Pope, qui peut également amener des dépôts de pigment choroïdal dans cette membrane. C'est une hypertrophie des couches granulées qui existe comme maladie indépendante et est semblable à celle qui constitue un des symptômes de la rétine albuminurique décrite page 97. Les fibres radiaires subissent dans les couches externes un allongement considérable et forment, au moment de s'élever au-dessus du niveau de la rétine et d'atteindre la couche épithéliale de la choroïde, une inflexion presque rectangulaire.

Comme ce processus ne se développe pas partout au même degré, il en résulte des dépressions et des sillons entre les groupes des couches granulées hypertrophiées, dans lesquelles le pigment s'amasse de tous côtés. La rétine acquiert ainsi un aspect marbré. Si ce processus pathologique devait être regardé comme une affection inflammatoire de la rétine, il constituerait une véritable rétinite pigmentaire. Mais, ce n'est là qu'une hypothèse probable et de nouvelles recherches sont nécessaires pour déterminer, si, dans des cas pareils, la pigmentation de la rétine est réellement appréciable à l'ophthalmoscope; car, jusqu'ici, le diagnostic ophthalmoscopique ne se tirait que de la pigmentation des vaisseaux rétiniens.

L'image ophthalmoscopique répond aux données anatomiques qui varient suivant les processus pathologiques qui ont engendré cette maladie, appelée du nom générique de pigmentation de la rétine; ce qu'il y a de plus caractéristique et ce qui prouve avant tout la présence du pigment dans la rétine, ce sont les taches et stries charbonneuses qui cachent entièrement les vaisseaux de cette membrane devant lesquels elles sont situées, ou les accompagnent dans une certaine étendue. Il n'est pas rare de voir des stries de pigment accompagner des vaisseaux encore remplis de sang, ce qui prouve que cette pigmentation des vaisseaux peut se développer, sans qu'ils soient oblitérés. A leurs bifurcations, les stries prennent une forme dentelée, irrégulière, mais très-caractéristique. Des altérations de la choroïde peuvent exister en même temps ou faire défaut.

Souvent, j'ai observé de petites altérations de la couche épithéliale de la choroïde, tout près de la pigmentation rétinienne, sur des personnes de dix à vingt ans, chez lesquelles cette altération de la rétine s'était développée d'une manière lente et régulière, dès leur plus tendre enfance.

Quelquefois, on voit chez des enfants des taches pointillées très-délicates et peu foncées situées dans la rétine, précéder de plusieurs années la pigmentation des
vaisseaux rétiniens. Dans d'autres cas, j'ai rencontré,
également chez des enfants, des stries isolées de pigment
près de certains vaisseaux. Cette altération était accompagnée d'un rétrécissement des artères qui avait à son
tour produit une héméralopie sans qu'il y eût, cependant,
la moindre trace de modification choroïdale. Dans des
cas semblables, il faut examiner avec beaucoup de soin les
parties équatoriales de la rétine, car c'est ici que la pigmentation débute ordinairement.

J'ai observé la même chose dans des cas où, à un âge
plus avancé, la pigmentation de la rétine s'était développée
plus rapidement, mais d'une manière régulière, c'est-à-
dire : que les modifications choroïdales existaient tantôt
en même temps et tantôt faisaient défaut.

Mais, quant à ces cas où la modification choroïdale est
très-étendue et plus importante que la pigmentation des
vaisseaux de la rétine, on est obligé de les regarder
comme le résultat d'une choroïdite. L'épaississement de
nature hyaline des parois des vaisseaux est reconnaissable,
à l'ophthalmoscope, par la diminution du volume des vaisseaux et surtout des artères, laquelle est le résultat du
rétrécissement de leur canal. Cette altération des vaisseaux est, à cause de leur volume considérable, surtout
appréciable dans la papille. Cette dernière perd en même
temps sa couleur normale, elle devient d'un gris sale et
la rétine présente souvent des opacités légères dans son
voisinage.

La diminution du sang artériel, suite du rétrécissement et de l'oblitération partielle des vaisseaux, ne saurait être indifférente au fonctionnement de la rétine, et
elle est probablement souvent la cause de la torpeur de
cette membrane. Car, alimentée d'une manière insuffisante, elle a besoin pour fonctionner d'un stimulant lumineux plus puissant, et ne réagit plus contre des quantités de rayons lumineux suffisantes dans des conditions
normales. L'affaiblissement de la vue excentrique déjà
appréciable à un jour ordinaire et les interruptions excen-
triques du champ visuel, augmentent ordinairement
beaucoup d'étendue et d'intensité, à un éclairage moins
fort. J'ai pu constater ces détails chez des enfants, qui,
en dehors d'une torpeur très-prononcée de la rétine
ayant produit l'héméralopie, ne présentaient que très-
peu ou point de traces de pigmentation de cette membrane, quoique le volume des artères rétiniennes eût
déjà subi une grande diminution. Ce qu'il y a de
curieux dans ceci c'est que les frères et sœurs plus âgés
de ces enfants se trouvaient déjà être affectés d'une
pigmentation parfaitement développée de la rétine. En
outre, j'ai constaté certains cas plus rares où, à l'âge de
quarante à cinquante ans, tout l'ensemble de ces symptômes s'était développé, c'est-à-dire : la torpeur de la
rétine, la diminution de la vue excentrique ou l'interruption du champ visuel, sans qu'il fût accompagné
d'aucune trace de pigmentation de la rétine ni d'aucune
autre modification visible à l'ophthalmoscope, excepté
d'un rétrécissement des artères et de la décoloration de
la papille. M. de Græfe a vu, dans des cas semblables,

se développer, quelques années plus tard, la pigmentation de la rétine.

Souvent des opacités d'une forme particulière de la lentille et du corps vitré, viennent compliquer la pigmentation de la rétine. Celles de la lentille se présentent sous la forme d'une cataracte du pôle postérieur à laquelle quelques stries radiaires, appartenant à la substance corticale postérieure, viennent se joindre. Quant aux opacités du corps vitré, ce sont pour la plupart de petits flocons arrondis, d'une couleur grisâtre qui se terminent en filaments d'une finesse extraordinaire.

Le *décollement de la rétine*, par l'épanchement d'un liquide entre cette membrane et la choroïde, produit infail- liblement deux changements dans la condition de la rétine. D'abord, la partie de cette dernière membrane, soulevée par le liquide, s'approche de l'appareil dioptrique de l'œil, de sorte qu'elle est presque toujours située bien en avant du foyer de cet appareil et peut, par conséquent, être facilement examinée à l'image droite. Ensuite, elle est ridée, et ce dernier symptôme ne manque que dans les cas très-rares où la rétine est solidement adhérente à la choroïde, à la limite du décollement. Alors, ce dernier n'augmente plus par suite de l'augmentation du liquide; mais, au contraire, la rétine, poussée en avant, prend une forme hémisphérique.

Dans la plupart des cas, le décollement est plissé et si flasque qu'il subit des déplacements pendant les mouvements de l'œil, semblable à ceux des opacités du corps vitré. Ces mouvements de fluctuation des décollements constituent un symptôme important pour le diagnostic;

mais il peut manquer dans certains cas. On reconnaît le décollement de la rétine, comme la rétine normale, c'est-à-dire : par sa manière particulière de refléter la lumière et par la direction de ses vaisseaux.

L'état de ces vaisseaux est très-caractéristique ; car, forcés de suivre partout les inflexions et les plissements du décollement, ils prennent une direction très-irrégulière et souvent, certains tronçons situés au fond d'un pli disparaissent entièrement.

Ces inflexions des vaisseaux permettent ordinairement de tracer la limite entre le décollement et la rétine normale. Quelquefois, cependant, une différence de couleur fait déjà ressortir cette limite.

Le reflet du décollement est un peu plus fort, à cause de la diminution de la tension de cette membrane. Mais souvent ce reflet est encore augmenté lorsque le liquide contenu entre la rétine et la choroïde possède une autre réfraction, une autre couleur et une transparence moindre que celles du corps vitré.

Ordinairement, ce liquide est très-riche en matières coagulables et la chaleur le fait coaguler presque complétement. Il contient, en outre, une certaine quantité de corpuscules sanguins et des cellules granulées de différentes grandeurs dues à la destruction de l'épithélium choroïdal, quelquefois aussi des cristaux de cholestérine.

La coloration du liquide est visible à travers le décollement et lui donne souvent un fond d'un bleu foncé, qui fait ressortir les plis de la rétine, par leur couleur blanc sale et les vaisseaux, par leur aspect rouge foncé, presque noir.

Le décollement est un peu plus difficile à reconnaître lorsque le liquide sous-rétinien est assez transparent pour laisser apercevoir la choroïde. Mais, même dans des cas semblables, les vaisseaux de la rétine peuvent servir de points de repère. En outre, c'est précisément dans ces derniers cas qu'on peut reconnaître facilement le reflet de la rétine, surtout par l'examen à l'image droite, en éclairant énergiquement cette membrane par l'image renversée de la flamme. En faisant ensuite, par de petits mouvements du miroir, glisser cette image sur le décollement, on peut se rendre un compte exact de la distance qui la sépare de la choroïde.

On rencontre quelquefois, en examinant les décollements jusqu'à leur périphérie, des *déchirures de la rétine* qui se distinguent par leurs bords aigus, un peu roulés sur eux-mêmes, et par la facilité avec laquelle on peut apercevoir la choroïde.

Quelquefois, la rétine n'est soulevée que dans une très-petite étendue, et forme alors un petit pli reconnaissable le plus souvent par sa coloration, mais plus sûrement encore par l'état des vaisseaux rétiniens qui s'y répandent. La partie d'un vaisseau située sur le sommet du pli subit, par suite des mouvements de va-et-vient du verre convexe, un déplacement plus considérable que la partie située au niveau de la rétine. (Voyez page 72.)

De grands épanchements peuvent se produire en très-peu de temps entre la rétine et la choroïde, sans être précédés de processus inflammatoires manifestes et même sans aucun trouble quelconque. Cependant, dans beaucoup de cas, ils ne se produisent qu'à la suite de modifications choroïdales ou de maladies du corps vitré, etc.

Le décollement peut débuter en n'importe quel endroit ; mais, ordinairement, le liquide s'abaisse peu à peu, ce qui permet à la partie primitivement soulevée de reprendre sa place normale.

Souvent il existe en même temps des opacités du corps vitré, et ordinairement une cataracte se produit plus tard.

Les *décollements circonscrits de la rétine* qui s'élèvent à pic et pénètrent, sous la forme d'une vessie distendue, dans le corps vitré, sont très-rares. Aussi sont-ils le résultat de complications extraordinaires, puisque la cohésion normale entre la rétine et la choroïde est habituellement si faible, que les décollements s'étendent latéralement avec la plus grande facilité ; ceci explique aussi pourquoi les décollements sont ordinairement si flasques et si plissés. Mais, si la rétine est poussée en avant comme une vessie par l'augmentation du liquide sous-rétinien, il est indispensable que la cohésion entre les deux membranes soit excessivement solide près du décollement.

Dans des cas très-rares de décollements circonscrits de la rétine, on peut distinguer des vaisseaux, situés derrière le décollement, qui n'appartiennent pas à la rétine, mais plutôt à la choroïde. J'ai vu une fois le décollement légèrement pigmenté. Comme il n'existe pas de recherches anatomiques suffisantes, la nature de ces cas n'est pas encore suffisamment expliquée. Cependant, il ne faut pas oublier que c'est faire une hypothèse, qui a besoin d'être confirmée par l'autopsie, que de les regarder comme des décollements de la choroïde. Dans des cas de panophthalmie, j'ai observé des épanchements abondants d'un liquide coagulable entre la sclérotique et la choroïde ; mais le processus pathologique dont il s'agit n'a pas de rapport avec ce dernier cas. M. de Graefe a vu dans certains cas pareils se former un décollement total secondaire.

Les *tumeurs intra-oculaires* sont souvent le sujet des examens ophthalmoscopiques. Celles qui se produisent sur la choroïde, déterminent ordinairement un décollement total de la rétine qui cache le plus souvent la tumeur, à cause de la transparence insuffisante du liquide épanché entre les deux membranes. Le décollement paraît se développer au commencement de la formation de la tumeur. Du moins, j'ai rencontré un décollement complet en présence de tumeurs sarcomateuses de la grosseur d'un pois, situées sur la choroïde, et, en outre, le liquide sous-rétinien avait fortement comprimé tout aussi bien la rétine que les rares débris du corps vitré.

Les tumeurs, au contraire, qui se développent sur la rétine, ont pu être observées quelquefois à l'ophthalmoscope.

Si l'on a occasion d'observer ces tumeurs, alors qu'elles ne remplissent pas encore entièrement l'espace occupé par le corps vitré, on peut se convaincre qu'elles produisent également un décollement complet dans la première période de leur développement.

Dans ce dernier cas, le décollement n'empêche pas d'examiner la tumeur, puisque la rétine ne devient opaque qu'au fur et à mesure qu'elle est envahie elle-même par la tumeur, et se trouve ordinairement en contact immédiat avec elle.

Dans un cas examiné par moi, par exemple, une tumeur transparente et vasculaire, composée d'éléments tout à fait semblables à ceux de la couche granulée de la rétine et qui avait la forme d'un chou-fleur, s'était développée dans les parties postérieures de cette membrane, tout près du uerf optique. Néanmoins, il s'était produit un décollement des parties antérieures de la rétine, décollement qui s'étendait jusqu'à l'*ora serrata*. Poussée en avant par la tumeur, la rétine se trouvait distendue et tout près de la lentille; elle était excessivement atrophiée et si transparente, qu'à l'examen ophthalmoscopique, on voyait distinctement la tumeur divisée eu trois parties recouvertes de bosselures.

Les tumeurs intra-oculaires qui se développent près du corps ciliaire, peuvent être reconnues par l'éclairage focal et l'éclairage ophthalmoscopique, excepté, bien entendu, dans les cas où elles sont cachées par des opacités du cristallin ou du corps vitré.

———

VII

ALTÉRATIONS DU NERF OPTIQUE.

Les maladies du bout intérieur du nerf optique se manifestent par des modifications de forme et de couleur.

Les premières surtout sont les plus importantes, et l'on

peut les constater avec une très-grande précision. Il a été déjà question, page 72, à propos de l'excavation physiologique, des moyens qui peuvent servir à préciser les différences de niveau du fond de l'œil. Ce sont, à l'image droite, les divers états de l'accommodation, ou les verres de correction nécessaires pour distinguer nettement, tantôt le bord et tantôt le fond de l'excavation. A l'image renversée, c'est le déplacement parallactique consécutif aux mouvements du verre convexe, déplacement d'autant plus considérable que les objets se trouvent plus en avant. Il faut y ajouter encore les symptômes fournis par la direction des vaisseaux de la rétine. En général, ce sont les mêmes principes qui servent pour diagnostiquer l'excavation pathologique, suite de pression intra-oculaire excessive.

Le caractère anatomique le plus essentiel de l'*excavation pathologique* est le suivant : la lamelle criblée est comprimée et refoulée par la pression jusque derrière le niveau de la surface scléroticale intérieure, et quelquefois le fond de l'excavation se trouve même au delà du niveau postérieur de la sclérotique.

L'entrée du nerf optique est alors occupée par une cavité dont le fond est formé par la lamelle criblée, et les parois par la sclérotique. Cette cavité est remplie en partie par le corps vitré, et en partie par les débris du bout intra-oculaire du nerf optique situé au-dessus de la lamelle criblée. Cette forme particulière de l'excavation, on la distingue le mieux sur des préparations durcies par la solution de Müller, en enlevant les restes de la papille encore adhérents aux parois de l'excavation, ainsi qu'il a été fait, pour les préparations représentées fig. 5 et 6, tab. II. Ce procédé est important pour cette raison, que les débris de la papille contenus dans la cavité de l'excavation, devenus opaques par l'effet du liquide qui a servi à la préparation, ne permettent pas de distinguer ni les parois ni le fond de l'excavation. Mais, comme pendant la vie ces débris conservent ordinairement leur transparence, on conçoit l'importance de cette précaution pour bien interpréter l'image ophthalmoscopique.

La figure 5, tab. II, représente une coupe pratiquée en dehors des vaisseaux du centre. La rétine et les débris du bout intra-oculaire du nerf optique, ont été complétement enlevés. L'excavation présente, au niveau de la choroïde, un bord aigu, peu évasé ; elle a la forme d'une marmite.

La fig. 6, tab. II, représente une coupe longitudinale pratiquée dans la direction du méridien horizontal, et près des vaisseaux du centre dont on distingue encore la direction. Au moment où les débris cachés dans l'excavation ont été enlevés, la rétine est restée adhérente au bord de l'excavation, près de la *macula lutea*, et prouve, par l'espèce de languette aiguë dont elle se termine à la limite du nerf optique, que la continuité des fibres nerveuses devait avoir été interrompue en cette endroit. Cette forme de l'excavation offre un intérêt particulier : car il est évident que, quoique la pente de l'excavation soit trèsescarpée au point M, situé du côté de la *macula lutea*, la cavité y est pourtant moins profonde que du côté opposé N, où l'on voit en même temps le bord choroïdal former une espèce de langue très-avancée. La paroi de l'excavation devient ainsi très-évasée en cet endroit. Cette formation particulière doit être expliquée, en partie, par une structure congénitale exceptionnelle de la lamelle criblée. En effet, la partie du nerf optique qui traverse la sclérotique n'a pas toujours une forme cylindrique, mais y présente quelquefois des renflements latéraux, comme dans la fig. 3, tab. I, et, s'il s'y produit plus tard une excavation, sa forme sera nécessairement celle d'une marmite. En outre, la même pression qui refoule la lamelle criblée en arrière, contribuera encore, en agissant sur les parois latérales de l'excavation, à produire sa forme évasée.

Si, par suite de processus glaucomateux chroniques, l'excavation devient très-profonde, il peut arriver que même le canal central du nerf optique en soit dilaté, ainsi qu'il est représenté fig. 7, tab. II. On y voit les débris de la papille restés dans l'excavation, devenus opaques par l'effet durcissant de la préparation, de sorte qu'ils ne tranchent qu'imparfaitement sur les parois latérales et le fond de la cavité. Quant aux vaisseaux, on les distingue au centre du nerf optique. On peut même les poursuivre jusqu'à une certaine distance sur la paroi interne de l'excavation. En comparant ce dessin avec la fig. 5, tab. II, on s'aperçoit que le fond de la première excavation n'est pas plat comme dans la dernière figure, mais qu'il a la forme d'un entonnoir qui s'étend jusque dans le canal destiné aux vaisseaux. Ceux-ci se trouvent ainsi refoulés vers le côté nasal de l'excavation, et cela peut aller si loin, qu'à l'examen ophthalmoscopique, le fond de l'excavation paraît être dépourvu de toute espèce de vascularisation.

Les troubles visuels causés par l'excavation du nerf optique sont le résultat, d'abord : de la compression subie par la lamelle criblée, qui doit naturellement s'exercer encore sur les fibres nerveuses qui la traversent, ensuite de la compression subie par les fibres nerveuses situées au-dessus de la lamelle criblée contre le bord aigu de l'excavation, en passant à la rétine. De cette façon, la couche nerveuse peut être réduite en cet endroit à un amincissement extraordinaire, et la continuité enfin être interrompue de deux manières différentes entre le cerveau et la rétine. L'atrophie des cellules ganglionnaires et de la couche des fibres nerveuses en est la conséquence inévitable. D'ailleurs, plus une excavation se développe rapidement et plus dangereuse aussi est-elle pour la vue; tandis qu'au contraire, si la marche de la maladie est plus lente, il s'établit, en même temps que l'excavation, une espèce d'équilibre de ces divers troubles, par suite de la résorption du tissu conjonctif du nerf optique, résorption qui est proportionnelle à la compression. La vue peut donc rester encore, pendant un certain temps, relativement intacte. Car du moment qu'il n'existe pas d'interruption de continuité entre la rétine et le cerveau, il n'y aura pas davantage atrophie des cellules ganglionnaires de cette membrane.

Les points les plus importants pour l'examen ophthalmoscopique sont les suivants : 1° le bord aigu de l'excavation située au niveau de la choroïde, 2° le fond de l'excavation. Ordinairement, la couche des fibres nerveuses qui tapisse les parois de la cavité et la lamelle criblée est tellement atrophiée qu'on aperçoit parfaitement la lamelle, reconnaissable par son dessin particulier et sa coloration blanche. Dans quelques cas rares, ce dernier reste de la papille est opaque ou devient le siége d'une hémorrhagie.

Il est intéressant d'étudier l'état des vaisseaux réti- niens contenus dans ce reste de la papille et pressés avec lui contre la paroi de l'excavation. Ils présentent un aspect particulier, et on les voit monter du côté nasal, comme cela arrive dans l'excavation physiologique.

Pour bien se rendre compte de l'importance de ce phé- nomène, il est nécessaire de se rappeler, qu'il est impos- sible de voir l'excavation de tous les côtés, à l'examen ophthalmoscopique. Il faut, au contraire, que les axes secondaires entre lesquels se présente l'image de l'exca- vation, passent par le champ pupillaire de l'œil observé.

Une ligne tirée du bord pupillaire de l'observateur, au bord de l'excavation situé au niveau de la choroïde, coupe le fond de l'excavation au point le plus rapproché du côté nasal qui soit encore visible ; car, le plus souvent toute la paroi intérieure de l'excavation reste cachée et c'est aussi la raison pour laquelle les parties des vais- seaux situées près de cette paroi, ne peuvent pas être aperçues. Il en résulte aussi que les vaisseaux paraissent se terminer par des crochets, là où ils passent le bord de l'excavation, pour arriver à la paroi latérale et les tron- çons des mêmes vaisseaux visibles au fond, auront l'air d'être coupés, cachés qu'ils sont partiellement par le bord évasé. C'est par un effet de perspective que les deux tronçons d'un même vaisseau, reliés entre eux par une partie moyenne invisible, paraîtront ordinairement avoir

subi une déviation latérale l'un par rapport à l'autre. Quelquefois cependant, ainsi qu'il vient d'être expliqué, page
123, on ne voit point de vaisseau au fond de l'excavation.

Dans quelques cas, on peut examiner dans toute son
étendue la paroi latérale de l'excavation tournée du côté
de la *macula lutea*, depuis le bord choroïdal jusqu'à la lamelle criblée, et, en même temps, parfaitement distinguer
l'angle formé par la rencontre de ces deux membranes.

On aperçoit alors distinctement les inflexions que les
vaisseaux délicats subissent en passant du fond de la
cavité à la paroi latérale et ensuite de celle-ci pour arriver
au niveau de la rétine. La lamelle criblée présente alors
ordinairement une couleur bleu claire, tandis que la
paroi de l'excavation a une couleur brunâtre, provenant
du pigment répandu sur la partie correspondante de la
sclérotique.

L'angle aigu formé par l'inflexion des vaisseaux sur le
bord de l'excavation, peut produire un arrêt de circulation du sang dans les veines de la rétine, surtout s'il
existe en même temps une forte pression intra-oculaire
exercée par le corps vitré.

On peut, en examinant à l'image droite, juger de la
profondeur de l'excavation, par les différents verres de
correction nécessaires, tantôt pour distinguer le niveau de
la rétine et tantôt le fond de l'excavation. Quant à l'image
renversée, l'étendue de la déviation parallactique produite par les mouvements du verre convexe correspond
à la différence des niveaux (voy. page 72). On verra,
par conséquent, à de petits mouvements du verre convexe correspondre un déplacement du bord entier de

l'excavation par rapport au fond de la cavité. Ensuite, en examinant l'état de certains vaisseaux situés sur le bord de l'excavation, on verra distinctement, en faisant subir, en même temps, au verre convexe des mouvements verticaux par rapport aux vaisseaux, que le tronçon situé au niveau de la rétine, subit une déviation beaucoup plus considérable que celui qui se trouve au fond de l'excavation. Plus forte sera donc cette déviation parallactique et plus profonde aussi sera la cavité.

Il n'est pas rare de voir le bord de l'excavation entouré d'un cercle étroit teint d'une couleur claire. Il est produit, ainsi que je l'ai constaté à l'autopsie, par une atrophie complète de l'anneau choroïdal qui entoure le bout intra-oculaire du nerf optique. J'ai trouvé la choroïde transformée en cet endroit en une membrane excessivement mince et complétement transparente, absolument comme dans les cas d'atrophie très-avancée, produite par la prolongation de l'axe antéro-postérieur. Il y a cependant cette différence que, dans la myopie, la partie complétement atrophiée touche à d'autres parties moins atrophiées. Dans les cas d'excavation, au contraire, la partie complétement atrophiée de la choroïde tranche nettement sur un tissu choroïdal parfaitement normal. Cette atrophie est probablement produite par certains faisceaux fibreux assez forts, qui partent quelquefois de l'anneau choroïdal, pour, de là, s'enfoncer dans la lamelle criblée et qui, lorsque celle-ci est refoulée en arrière, subissent une tension extraordinaire. Ordinairement, cette atrophie prend une forme circulaire, mais quelquefois elle est dentelée à sa partie périphérique.

Dans tous les cas, elle se distingue de l'atrophie produite par la prolongation de l'axe antéro-postérieur, tout aussi bien par ses limites qui tranchent nettement sur le tissu choroïdal normal, que par l'absence de myopie.

Quelquefois, il arrive que cet anneau choroïdal atrophié qui entoure la papille, présente une ectasie analogue à celle du staphylôme postérieur. L'excavation du nerf optique est alors entourée d'une sclérectasie annulaire et étroite, laquelle, exposée à la même pression intra-oculaire, neutralise une partie de cette influence pernicieuse qui, autrement, agirait exclusivement sur le nerf optique.

L'excavation pathologique accompagnée de staphylome postérieur, signalée par M. de Græfe dans certains cas rares, mérite une mention particulière.

Cette excavation présente les mêmes symptômes caractéristiques signalés plus haut, mais l'image ophthalmoscopique est modifiée par cette circonstance, qu'étant entourée dans une très-grande étendue de l'éclat blanc de la sclérotique, elle attire difficilement l'attention. On peut dire, en effet, d'une manière générale, que tous les processus pathologiques qui produisent une augmentation de volume du corps vitré, amèneront infailliblement une prolongation des axes du bulbe, si la sclérotique n'offre pas assez de résistance. Mais, en présence d'une disposition locale particulière, une ectasie plus ou moins circonscrite des parois du bulbe est inévitable. Si, au contraire, la sclérotique oppose une trop grande résistance, l'augmentation du corps vitré amène celle de la pression intraoculaire. Si l'on réfléchit maintenant que la lamelle criblée, par ses dispositions anatomiques, présente un

locus minoris resistentiæ, il s'ensuit que toutes les maladies capables de produire des ectasies en n'importe quel
endroit du bulbe, pourront, dans certaines circonstances,
se combiner avec des excavations pathologiques, par
exemple : les cicatrices de la cornée qui se compliquent
facilement d'ectasies.

La différence qui existe, sous le point de vue ophthalmologique, entre l'excavation physiologique et l'excavation pathologique résulte principalement, suivant
M. de Graefe, de cette circonstance que cette dernière
altération s'étend toujours jusqu'à la limite du nerf optique, tandis que le bord escarpé, dans l'état physiologique,
se trouve à une certaine distance de la cavité. Pourtant,
cette différence entre les deux états pathologique et physiologique n'est point absolue ; car, l'excavation pathologique peut évidemment venir compliquer une excavation
physiologique. Dans ce cas, le bord de cette dernière
s'approche graduellement de celui du nerf optique. L'excavation elle-même devient plus large et prend insensiblement le caractère de l'excavation pathologique. Cependant, le diagnostic ne devient certain que du moment
qu'en n'importe quel endroit le bord nettement tranché
de l'excavation coïncide avec celui du nerf optique. Il
existe, par conséquent, des cas où l'on peut, à première
vue et même après un examen prolongé, hésiter encore
entre une excavation physiologique d'une largeur et d'une
profondeur extraordinaires et une excavation encore physiologique, mais rendue, d'une manière secondaire, plus
large et plus profonde par l'effet de la pression intra-oculaire. Néanmoins, outre un examen attentif de la vision et

surtout du champ visuel, il faut avant tout constater si l'on peut produire la pulsation artérielle à l'aide d'une pression *légère* du doigt sur le globe de l'œil, et si ce phénomène se produit, la pression intra-oculaire excessive est tout à fait hors de doute.

Il est heureusement moins facile de confondre l'excavation avec l'*atrophie du nerf optique.*

Dans la fig. 8, table III, il se trouve une excavation de peu de profondeur à l'entrée du nerf optique. Mais, en comparant cette figure avec les figures 1 et 2 de la table I, on s'aperçoit aussitôt qu'ici il ne s'agit que d'une atrophie de la couche des fibres nerveuses; car, l'atrophie des couches internes, répandue dans toute la rétine, devait nécessairement se produire également à l'entrée du nerf optique. La lamelle criblée n'a subi aucun déplacement et est recouverte des débris de la papille qui forment une couche très-mince.

Par suite de l'atrophie du tissu ambiant, les vaisseaux ont une position très-superficielle et forment, près de *V . r.*, de légères saillies sur le niveau de la rétine.

A proprement parler, c'est seulement sur la préparation anatomique que peut se présenter cette ressemblance avec une excavation, par suite de l'opacité de la rétine produite par le durcissement; aussi bien, la cavité représentée par le dessin ne serait pas appréciable à l'ophthalmoscope, pour la raison principalement que la rétine, à cause de l'atrophie de ses couches internes, ne reflète que peu de lumière et que le tissu qui recouvre la lamelle criblée, se trouve au niveau de la choroïde. En outre, ce qui manque, c'est le bord aigu si caractéristique pour le diagnostic de l'excavation physiologique tout aussi bien que pathologique, et aussi, par conséquent, l'inflexion, sous forme de crochets, des vaisseaux de la rétine.

Ce qui, à l'examen ophthalmoscopique, distingue principalement ces derniers cas, c'est, avant tout, la blancheur éclatante qui remplace la couleur normale rougeâtre du nerf optique.

Les causes principales de l'atrophie du nerf optique sont : d'abord des processus pathologiques intra-oculaires qui amènent l'atrophie de la rétine, par exemple : la choroïdite avec atrophie secondaire et pigmentation de la rétine, la pigmentation primaire de cette membrane, ou certaines hémorrhagies de la rétine, la rétinite et la neuro-rétinite ; ensuite, différents processus pathologiques de l'orbite produisant l'exophthalmie accompagnée de tension ou de compression du nerf optique ; des maladies intra-crâniennes, comme la méningite basilaire et certaines affections du cerveau et de la moelle épinière ; enfin, certaines maladies particulières du nerf optique, dont les caractères anatomiques n'ont pas encore été suffisamment étudiés. Le symptôme principal, appréciable à l'ophthalmoscope et commun à tous les cas de genre, c'est la décoloration du nerf optique. Il est d'un blanc souvent mêlé d'une nuance bleuâtre, appréciable surtout en le comparant au liséré sclérotical qu'on aperçoit ordinairement tout près de lui. Quelquefois, le tissu du nerf optique est en même temps opaque, et cette opacité peut s'étendre dans le tissu rétinal adjacent, surtout si une neuro-rétinite a été le point de départ de ces altérations. Il existe quelquefois en même temps un rétrécissement des artères de la rétine, surtout, à ce qu'il paraît, dans les cas où l'atrophie du nerf optique précède celle de la rétine.

La *neuro-rétinite*, accompagnée d'une tuméfaction du nerf optique qui s'élève au-dessus du niveau de la choroïde, forme, sous le point de vue anatomique, le contraste de l'excavation pathologique. Ce processus pathologique peut être le résultat d'une inflammation qui se propage en prenant son point de départ sur la rétine. Ainsi, par exemple, la fig. 4, tab. I, représente un cas de rétinite albuminurique, et, non-seulement on y aperçoit une tuméfaction considérable de la rétine et du bout intra-oculaire du nerf optique, plus proéminent et plus élargi, mais aussi une forte convexité de la lamelle criblée. Il faut ajouter, cependant, qu'une tuméfaction si extraordinaire du nerf optique procédant de la rétine, est excessivement rare.

Mais, le processus inflammatoire peut prendre aussi une direction inverse en se propageant ; et, dans tous les cas de neuro-rétinite qui, tout en partant de la cavité crânienne, arrivent jusqu'au globe, les deux yeux à la fois en sont ordinairement atteints.

L'encéphalite et la méningite, surtout la méningite basilaire, se combinent quelquefois, suivant M. de Graefe, avec la neuro-rétinite. Le nerf optique est modérément tuméfié, mais il est infiltré et opaque, ainsi que la rétine ambiante ; les veines de cette membrane sont dilatées, les artères inaltérées ou seulement un peu plus délicates ; souvent il existe en même temps des hémorrhagies et des taches blanches dans la rétine. Ordinairement, il existe, dès le début, une amblyopie très-avancée, suivie souvent, en peu de temps, d'une atrophie complète du nerf optique.

Rarement, j'ai observé le rétablissement de la vue.dans des cas semblables, et jamais la papille ne reprenait alors sa couleur normale. Au contraire, elle restait toujours légèrement opaque.

Il existe une forme très-caractéristique de neuro-rétinite qui se combine avec les tumeurs cérébrales. Depuis que M. de Graefe en a donné la description ophthalmoscopique et expliqué les rapports entre ces deux états pathologiques, l'autopsie en a fait connaître encore un certain nombre de cas.

La fig. 9, tab. III, représente un nerf optique déjà entré dans la période régressive. La tuméfaction avait déjà beaucoup diminué au moment où le malade succomba à l'affection cérébrale ; de sorte que la proéminence de la papille n'excédait plus, pour ainsi dire, l'état physiologique. La comparaison de ce cas avec la papille très-proéminente, mais d'ailleurs normale, représentée fig. 1, tab. I, fait comprendre de suite des différences essentielles. Car, tandis qu'ici la proéminence de la papille est due principalement à l'état des couches externes, produit lui-même par l'élévation de la couche des fibres nerveuses, elle est, au contraire, atrophiée dans la fig. 9, et toute la proéminence est le résultat d'une tuméfaction du bout intra-oculaire du nerf optique. Le tissu de la lamelle criblée est distendu, sa structure complétement effacée et il ne reste plus de trace des faisceaux de fibres nerveuses (visibles encore dans la fig. 1) qui traversent verticalement la papille.

En outre, j'ai constaté près de la papille certaines fibres nerveuses hypertrophiées qui atteignaient de quatre à six fois leur volume normal, quoique, dans la rétine, les fibres nerveuses et les cellules ganglionnaires eussent disparu ; la rétine, épaissie près de la papille, présentait une hypertrophie du tissu conjonctif de la couche des fibres nerveuses ; les vaisseaux, surtout ceux situés près de la papille, étaient pourvus d'une couche adventice très-développée ; enfin, dans la rétine, surtout dans son segment antérieur, il existait de nombreux foyers hémorrhagiques.

Dans deux cas de ce genre, Laemisch a constaté la dégénérescence graisseuse des nerfs optiques ; en même temps leur tissu conjonctif était hypertrophié, la papille tuméfiée, plus proéminente et élargie, également par suite de l'hypertrophie du tissu conjonctif ; l'état strié produit par la direction des fibres du nerf optique et visible à l'état normal, effacé ; la membrane adventice des vaisseaux du centre, épaissie ; dans les parties environnantes de la rétine on voyait la prolifération déjà désignée, page 97, des fibres radiaires dans les couches granulées ; enfin, atrophie des couches nerveuses et des cellules ganglionnaires.

On voit qu'en général ce sont là les symptômes presque en tous points semblables à ceux de la neuro-rétinite représentée fig. 4, tab. I.

Le bout intra-oculaire du nerf optique se montre assez souvent, pendant la période progressive, tuméfié d'une manière inégale et de telle façon que d'un côté il s'élève perpendiculairement, tandis que de l'autre il passe insensiblement au niveau de la rétine. En même temps, le tissu tuméfié est opaque et d'un gris rougeâtre, mêlé souvent d'un violet particulier, couleur que j'ai encore observée dans certains cas de rétinite. L'opacité s'étend encore à une certaine distance dans la substance adjacente de la rétine. La limite du nerf optique est cachée par l'épanouissement de la papille tout aussi bien que par l'opacité de la rétine. Les veines de cette membrane sont plus grosses, très-tortueuses, tantôt disparaissant et tantôt reparaissant à la surface ; les artères sont plus délicates qu'à l'état normal et quelquefois il existe des ecchymoses dans la rétine.

Plus tard, la tuméfaction du nerf optique diminue, la rougeur se perd également, mais la papille reste opaque et blanchâtre, ainsi que la rétine environnante, mais à un degré inférieur. Quelquefois j'ai vu, pendant cette période, se développer un état tortueux très-marqué des petites veines de la rétine, tout près de la papille.

Les altérations légères de la choroïde qui, après la disparition de la tuméfaction du nerf optique, se manifestent quelquefois près de la papille, s'expliquent par l'épanouissement de celle-ci, et par l'hypertrophie des couches granulées externes, processus pathologiques auxquels l'épithélium choroïdal ne saurait rester étranger. Dans un cas pareil, j'ai vu, après une neuro-rétinite, un cercle pigmentaire entourer la papille à une petite distance, cercle qu'il était impossible de confondre avec l'anneau choroïdal plus rapproché du nerf optique. Ce cas forme un pendant avec ceux publiés par Laemisch, dans lesquels

cet auteur a constaté une hypertrophie des couches externes qui formait un cercle autour du nerf optique.

On peut constater la tuméfaction de la papille, à l'aide
de l'ophthalmoscope, de la manière qui a déjà été expliquée, pour constater les différences de niveau au fond de
l'œil en général. On voit distinctement à l'image droite, et,
au besoin, en se servant de verres convexes, la proéminence de la papille, tandis qu'à l'image renversée, le sommet de la proéminence éprouve, par de petits mouvements
du verre convexe, une plus grande déviation parallactique que d'autres parties qui se trouvent au niveau de
la rétine. Une partie des vaisseaux, en pareil cas, forme
un point de repère très-utile, c'est-à-dire : ceux qui s'é-
lèvent au sommet de la proéminence pour descendre
ensuite au niveau de la rétine. L'ophthalmoscope binoculaire est encore utile pour étudier les cas de ce genre.

Il n'existe pas toujours, pendant la période progressive et l'apogée des altérations ophthalmoscopiques, une
amblyopie bien avancée, quelquefois même elle est de
très-peu d'importance, comparativement à l'altération
grave du nerf optique. Néanmoins, à la longue, ce processus pathologique paraît amener infailliblement la cécité, sans parler de la terminaison léthale de la maladie
cérébrale.

L'embolie de l'artère centrale de la rétine, comme
cause de cécité subite, a été observée pour la première
fois par M. de Graefe, et voici le résumé de l'examen ophthalmoscopique à la première présentation du malade en
question et onze jours après l'invasion de la cécité : les
milieux réfringents sont transparents, la papille du nerf

optique, quoique très-pâle, n'est pas opaque comme dans
l'atrophie, elle est, au contraire, d'une transparence normale, tous les vaisseaux du centre de la papille sont d'une
finesse extrême. Les artères principales ne forment même,
au delà de la papille, que des lignes excessivement fines
dont les ramifications sont proportionnellement encore
plus délicates. Les veines aussi sont généralement plus
fines qu'à l'état normal, mais, au fur et à mesure qu'elles
s'approchent de l'équateur du bulbe, elles sont plus remplies de sang. Deux jours plus tard, on observa dans une
des veines de la rétine contenant relativement le plus de
sang, un phénomène remarquable de trouble de la circulation. La veine présentait une inégalité d'engorgement sanguin : car, tantôt il se présentait des parties engorgées et tantôt d'autres entièrement vides de sang. Cet
aspect ne pouvait s'expliquer par des opacités du tissu,
qui auraient caché la veine d'une manière si inégale.
Car, non-seulement la veine était partout nettement dessinée, mais encore, ces diverses parties, tantôt en s'em-
plissant et tantôt en se vidant, militaient contre une
pareille hypothèse. En examinant plus particulièrement
les diverses parties du vaisseau, ou constatait un mouvement complétement arhythmique du sang contenu
dans la veine, qui tantôt se dirigeait par secousses vers le
nerf optique, et tantôt demeurait complétement immobile.
Dans ce mouvement irrégulier, il arrivait quelquefois que
les parties antérieurement vides restaient intercalées
entre celles remplies de sang, seulement, elles avaient
changé de place par rapport au fond de l'œil. Ordinairement, le sang se portait, en quittant les parties engor-

gorgées, dans celles, adjacentes, qui étaient restées vides, de sorte que la différence entre les parties engorgées et les parties vides sautait moins aux yeux. La partie du vaisseau située dans la papille restait le plus souvent complétement vide.

Au bout de trois semaines environ après le début de la maladie, la rétine commençait à devenir opaque, près de la *macula lutea*, il se développa une infiltration d'un blanc grisâtre qui, à la périphérie, passa insensiblement aux parties saines, tandis que le centre de la *macula lutea* c'est-à-dire : la partie la plus rapprochée de la *fovea centralis*, forma une tache d'un rouge cerise, ayant environ un quart du diamètre de la papille, et était complétement entourée de l'infiltration. Cette tache est due, comme dans d'autres cas semblables, à un effet de contraste. Car, tandis que les parties fortement infiltrées de la rétine cachent la choroïde par leur opacité, le voisinage de la *fovea centralis* n'étant pas infiltré, permet d'apercevoir distinctement la choroïde. Celle-ci est d'autant plus vivement colorée que, d'une part, elle a une pigmentation plus foncée (voyez page **58**), et que, de l'autre, sa coloration tranche d'une manière caractéristique sur la rétine environnante, frappée elle-même d'une opacité blanchâtre. L'œil est resté aveugle, à une petite lueur près.

Le malade succomba dix-huit mois plus tard, et l'autopsie a confirmé le diagnostic. La fig. 10, table III, représente une coupe longitudinale du nerf optique. L'artère centrale est complétement obstruée par l'embolie qui était arrivée jusque tout près de la lamelle criblée et c'est là seulement qu'elle fut arrêtée. Si elle avait pu passer plus loin et arriver dans une des artères de la rétine, l'image ophthalmoscopique et la marche de la maladie auraient été bien différentes. Derrière l'embolie, l'artère était fermée par un thrombus. Malheureusement, la rétine avait déjà subi des altérations cadavériques trop considérables pour que son examen eût pu fournir un résultat satisfaisant. Cependant, l'atrophie secondaire de la rétine était encore parfaitement visible à l'entrée du nerf optique. La lamelle criblée était seulement couverte de débris d'un tissu atrophié.

L'autopsie prouve que le mouvement irrégulier de la circulation du sang n'était pas produit par une force propulsive. Peut-être s'agissait-il d'un phénomène respiratoire, c'est-à-dire : que l'inspiration produisait une espèce d'aspiration du sang veineux.

D'autres cas plus récents ont été publiés par Schneller, Liebreich et Blessig. Ce dernier a observé de petits foyers hémorrhagiques de la rétine qui accompagnaient l'embolie.

EXPLICATION DES PLANCHES.

TABLE I.

Fig. 1. *Papille très-élevée mais normale.* — *N. o.* Nerf optique — *Sc. Sclérotique.* — *Ch.* Choroïde. — *R. e.* Couche externe de la rétine. — *R. n.* Couche des fibres nerveuses de la rétine.

On voit nettement la limite arquée, entre la partie supérieure de la lamelle criblée *L. c.* et le nerf optique. Dans sa partie inférieure, cette limite est moins marquée. On voit les traînées de fibres nerveuses, qui, provenant de la partie extra-oculaire du nerf optique, traversent perpendiculairement la lamelle criblée. Ces faisceaux forment nécessairement des lignes excessivement délicates, attendu que les fibres nerveuses, en entrant dans la lamelle criblée, sont dépourvues de leurs gaînes. Ces faisceaux sont encore visibles dans le bout intra-oculaire du nerf optique, au delà du niveau de la choroïde.

Les vaisseaux du centre, *V. c.*, ne se trouvent qu'au devant et en arrière de la lamelle criblée, au niveau de la coupe. Les couches externes de la rétine sont très-développées et s'étendent jusque tout près du bord choroïdal. De cette manière, le niveau de la papille se trouve soulevé, et l'est encore davantage par la nécessité où sont les fibres nerveuses de s'élever perpendiculairement, avant de s'infléchir et de se répandre sur le niveau de la rétine.

Fig. 2. *Excavation physiologique.* — *N. o.* Nerf optique. — *Ch.* Choroïde. — *Sc.* Sclérotique — *R. e.* Couche externe de la rétine. — *R. n.* Couche des fibres nerveuses. — *V. c.* Vaisseaux du centre.

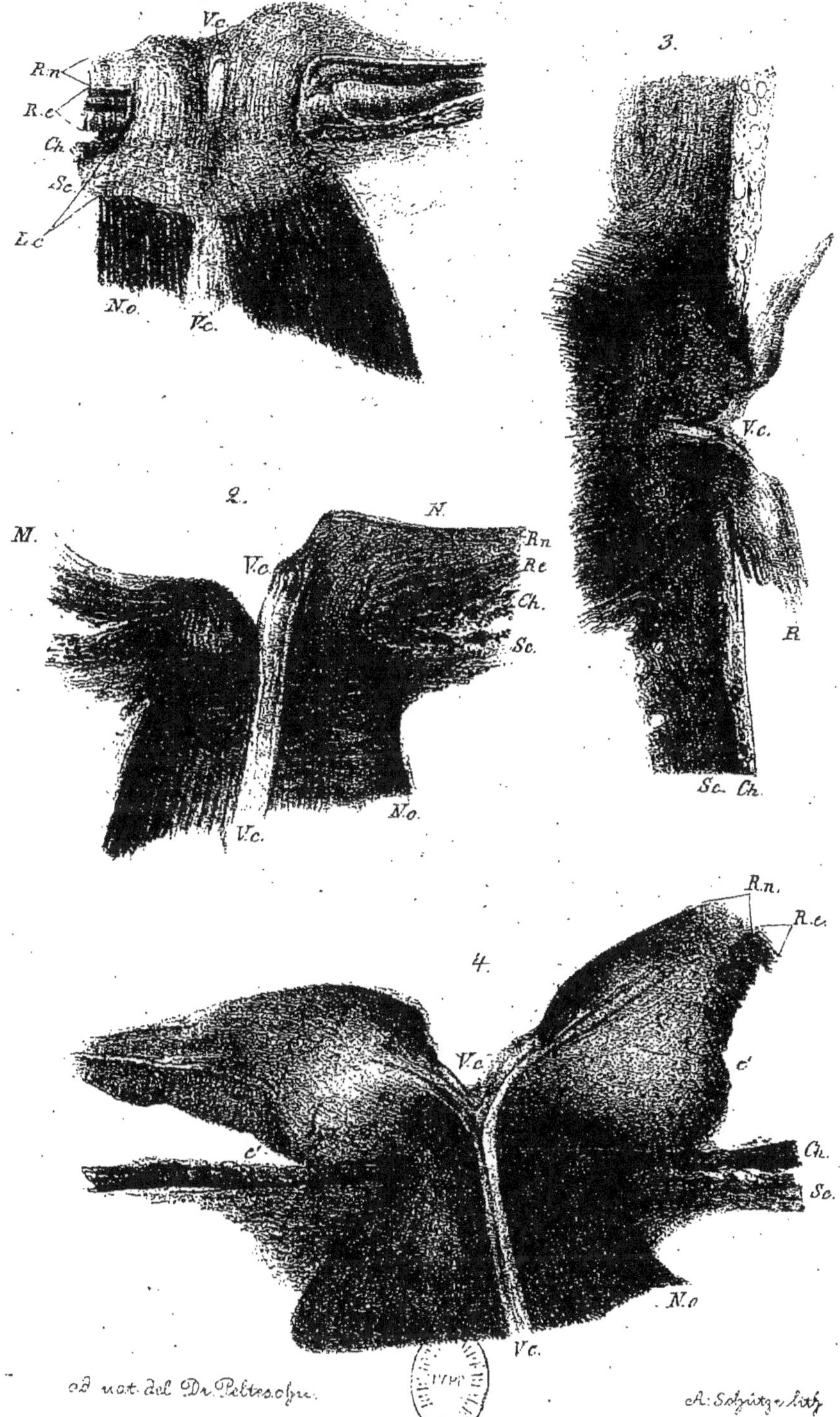

Taf. I.
1.
Vc.
R.n
R.c
Ch.
Sc.
L.c
No.
Vc.
3.
Vc.
R.
Sc. Ch.
2.
M.
Vc.
N.
R.n
R.c
Ch.
Sc.
No.
Vc.
4.
R.n.
R.c.
Vc.
c'
c'
Ch.
Sc.
No.
Vc.
ad nat. del. Dr. Peltesohn.
A. Schütz, lith.

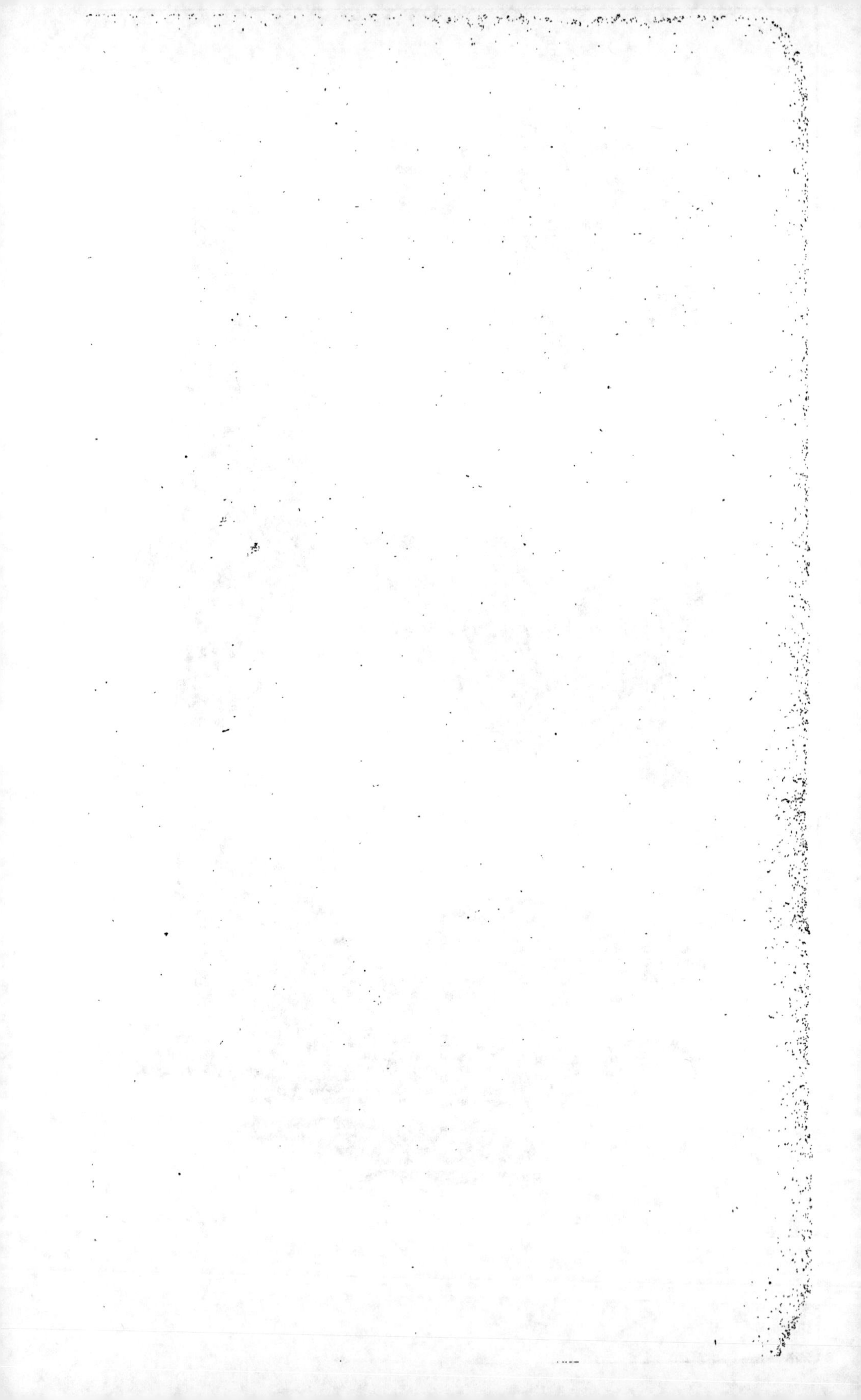

La lamelle criblée tranche nettement, par des traînées transversales sur le tissu ambiant qui est plus clair. La coupe a été faite au méridien horizontal de l'œil, *M.* indique le côté tourné vers la *macula lutea*, et *N.* le côté tourné vers le segment interne de la rétine. On s'aperçoit que du côté interne, tout aussi bien les couches externes de la rétine que la couche des fibres nerveuses, sont plus élevées que du côté opposé, et il en résulte une différence de niveau bien marquée. Celle-ci paraîtra encore plus grande si l'on réfléchit qu'à l'examen ophthalmoscopique, on compare le niveau de la surface interne de la rétine près du segment interne de la papille, avec le niveau de la lamelle criblée, près des vaisseaux du centre, niveau qui correspond à la surface interne de la sclérotique, ainsi qu'il résulte du dessin. Du côté interne *N*, la couche des fibres nerveuses monte perpendiculairement et les vaisseaux du centre s'y trouvent accolés. Du côté de la *macula lutea*, l'inflexion de la couche des fibres nerveuses est moins rapide.

(La distance entre la rétine et la choroïde n'est qu'accidentelle et produite par la préparation.)

Fig. 3. *État remarquable de la lamelle criblée dans un nerf optique normal.* — La lamelle criblée tranche nettement sur la sclérotique, mais, à gauche, elle forme une espèce de sinuosité sous le bord choroïdal.

Si, dans un cas pareil, il se produit une excavation pathologique, celle-ci présentera infailliblement, par suite de la forme de la lamelle criblée, une évasion considérable de ses parois (comparez fig. 6).

Sc. Sclérotique.— *Ch.* Choroïde. — *R.* Rétine. — *V. c.* Vaisseaux du centre.

Fig. 4. *Tuméfaction considérable de la rétine, de la papille et de la lamelle criblée, dans un cas de rétinite albuminurique.*—Abréviation comme ci-dessus.

Les vaisseaux du centre refoulés en haut par la tuméfaction de la papille, ont produit, par leur élasticité, une dépression au niveau de cette dernière. La lamelle criblée s'élève, des deux côtés des vaisseaux, au-dessus du niveau de la choroïde et est convexe à sa partie supérieure. Néanmoins, on distingue encore la direction des fibres nerveuses du nerf optique qui traversent la rétine. Le bout intra-oculaire du nerf optique est très-tuméfié, et s'épanouit en tous sens, de sorte qu'il ne forme pas seulement une convexité dans le corps vitré, mais aussi dans la direction latérale. Les couches externes de la rétine sont ainsi refoulées jusqu'à *e'*. En réfléchissant que, pendant la vie, la rétine faisait corps avec la choroïde, on peut se rendre compte de l'énorme tuméfaction de cette papille.

(L'intervalle entre la rétine et la choroïde, représentée par le dessin, est un effet de la préparation.)

TABLE II.

Fig. 5. *Excavation pathologique profonde.*— La rétine et les débris de la papille ont été enlevés pour montrer la forme de l'excavation.

N. o. Nerf optique — *Vag. n. o.* int. Gaîne interne du nerf optique — *Vag. n. o.* extr. Gaîne externe du nerf optique —*F. e.* Tissu élastique entre les deux gaînes.

Au-dessous de *V. r.* et à peu de distance du fond de l'excavation, il se trouve un vaisseau coupé obliquement.

L'excavation présente un bord aigu situé au niveau de la choroïde et une forme nette de marmite.

La coupe est parallèle à l'axe du nerf optique, mais, elle ne passe pas par sa ligne médiane. Voici pourquoi l'excavation paraît moins large que dans les fig. 6 et 7.

Fig. 6. *Excavation pathologique.* — La coupe se trouve au méridien horizontal, tout près des vaisseaux du centre, *V. c.*

M. Côté de la *macula lutea ; N.* côté interne. — *Ch. e.* Epithélium choroïdal qui, à la préparation, s'est séparé de la choroïde. — *R.* Rétine qui s'est séparée de la choroïde par la préparation. La rétine, par suite de l'atrophie complète de la couche des fibres nerveuses, forme une pointe aiguë au bord choroïdal.

Les restes de la papille ont été enlevés de la cavité de l'excavation; et, en même temps, la coupe transversale de la rétine fut pratiquée du côté interne.

Du côté de la *macula lutea*, l'excavation présente une pente perpendiculaire, mais, du côté opposé, le bord choroïdal s'avance beaucoup sur le fond de l'excavation, de sorte que la paroi de celle-ci en subit une évasion considérable.

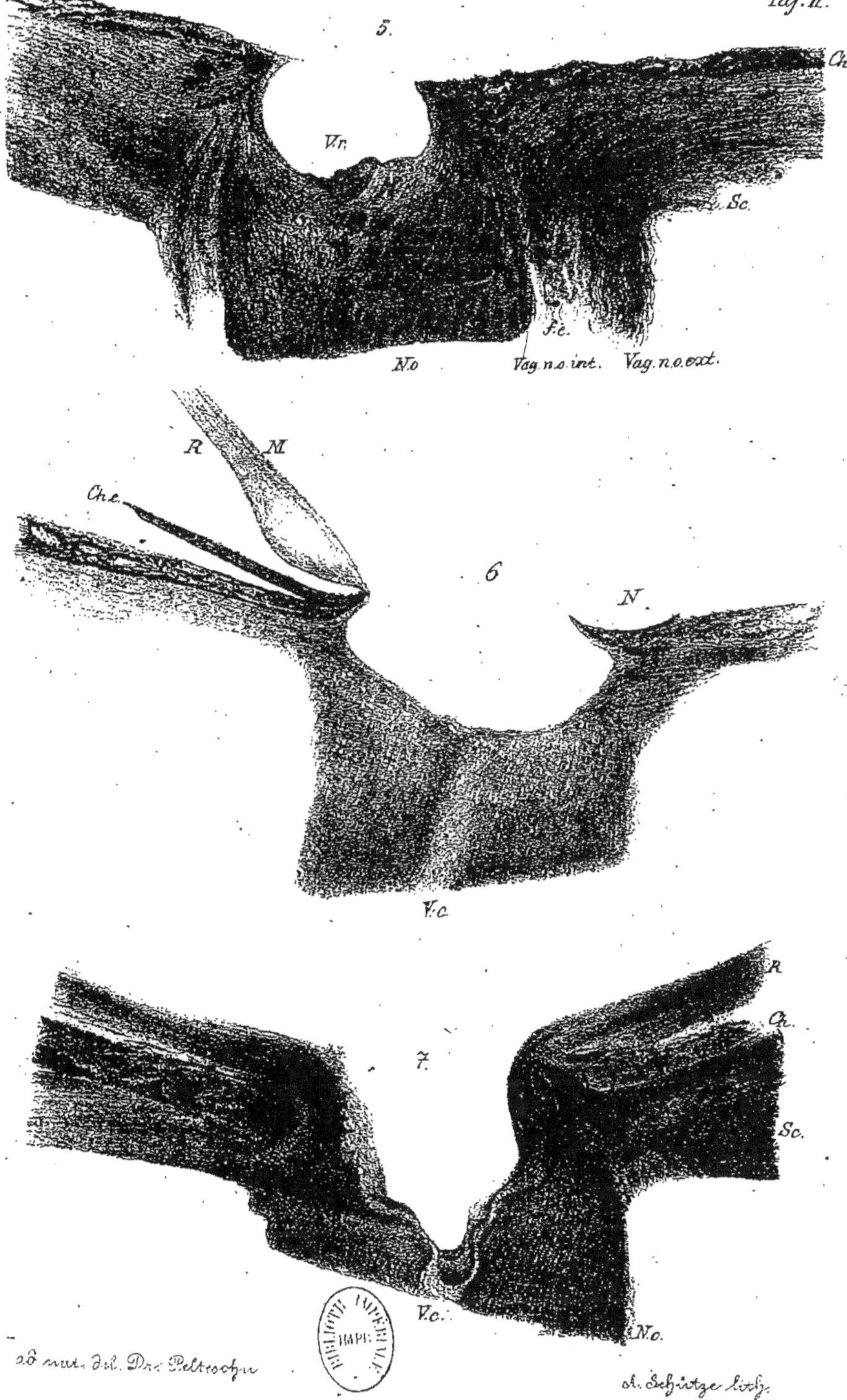

ad nat. del. Dr. Peltesohn.

A. Schütze lith.

Cet état s'explique par la fig. 3, où la lamelle criblée avait une forme congénitale telle, qu'en cas d'excavation, une forte évasion de la paroi devenait inévitable.

Fig. 7. *Excavation pathologique profonde.* — La rétine et les débris de la papille sont encore adhérents aux parois de l'excavation dont le fond n'est pas uni, comme dans les fig. 5 et 6, mais présente, au contraire, un enfoncement sous forme d'entonnoir, par l'effet de la *dilatation du canal central des vaisseaux rétiniens.*

N. o. Nerf optique.— *Sc.* Sclérotique. — *Ch.* Choroïde. — *R.* Rétine. — *Vc.* Vaisseaux du centre.

TABLE III.

Fig. 8. *Atrophie du nerf optique.* — *N. o.* Nerf optique. — *Sc.* Sclérotique. — *Ch.* Choroïde. — *R.* Rétine.— *V. c.* Trace des vaisseaux du centre.—*V. r.* Ramifications des vaisseaux de la rétine.

En comparant cette figure avec les fig. 1 et 2, on s'aperçoit que le changement de forme de la papille est le résultat d'une atrophie complète de la couche des fibres nerveuses. Les débris de la papille recouvrent la lamelle criblée sous la forme d'une masse mince et striée. On distingue encore, dans le nerf optique et dans la lamelle criblée, la direction des faisceaux des fibres nerveuses, par suite de la persistance du réseau du tissu conjonctif qui les enveloppe. Comme résultat de l'atrophie de la couche des fibres nerveuses, les restes des vaisseaux du centre forment des saillies aux endroits où ils s'infléchissent pour atteindre le niveau de la rétine. Cette préparation présente l'aspect d'une excavation, mais en observant que la rétine a été un peu soulevée de la choroïde, lors de la préparation; en considérant, en outre, que la rétine, dans de pareils cas, est presque toujours transparente et que les restes de la papille se trouvent exactement au niveau de la choroïde, on comprendra qu'à l'examen ophthalmoscopique, il était impossible d'apercevoir aucune espèce d'excavation. Ce sont ces cas-là, précisément, qui se distinguent par l'éclat blanc et tendineux de la papille.

Fig. 9. *Neuro-rétinite, suite de tumeurs cérébrales.* — Abréviation comme précédemment.

Le malade succomba à l'affection cérébrale, alors que la tuméfaction du nerf optique était déjà entrée dans la période régressive. En comparant cette figure avec la fig. 4, on s'aperçoit que la hauteur absolue de la papille n'excède pas, pour ainsi dire, un degré qu'on peut, à la rigueur, encore regarder comme physiologique.

Mais, tandis que là, la hauteur remarquable de la papille est due à ce que les fibres nerveuses restaient réunies en faisceaux jusqu'au moment où elles s'étaient déjà élevées au-dessus des couches externes fortement développées de la rétine, ici, au contraire, cette proéminence de la papille est le résultat d'une forte hypertrophie du tissu conjonctif du bout intra-oculaire du nerf optique. — La structure normale de la lamelle criblée est totalement effacée, et son tissu tuméfié et spongieux s'étend jusqu'aux ramifications des vaisseaux du centre qui se dirigent des deux côtés, tandis que la couche des fibres nerveuses est atrophiée. La proéminence de la papille devait donc être infailliblement beaucoup plus forte alors que la couche des fibres nerveuses se trouvait encore dans la période de la tuméfaction.

Fig. 10. *Embolie de l'artère centrale de la rétine.* — Abréviations comme précédemment.

Le malade succomba à une maladie du cœur, dix-huit mois après l'embolie. L'embolus, en passant par l'artère centrale de la rétine, arriva jusqu'à la lamelle criblée, mais, ici où il manquait d'espace, il fut arrêté. L'artère est complétement obstruée, contractée en avant et en arrière de l'embolus et, en outre, un thrombus boucha le vaisseau en arrière de lui. La rétine est atrophiée, et, à gauche, séparée de la choroïde par l'effet de la préparation.

Taf. III.
8. 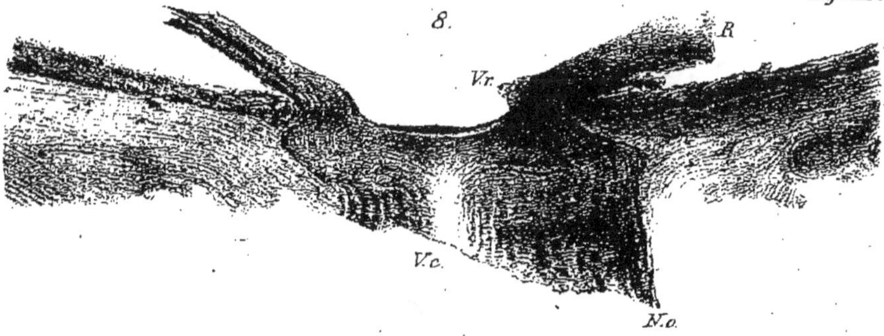
Vr.
R
Ch.
Sc.
V.c.
N.o.
9. 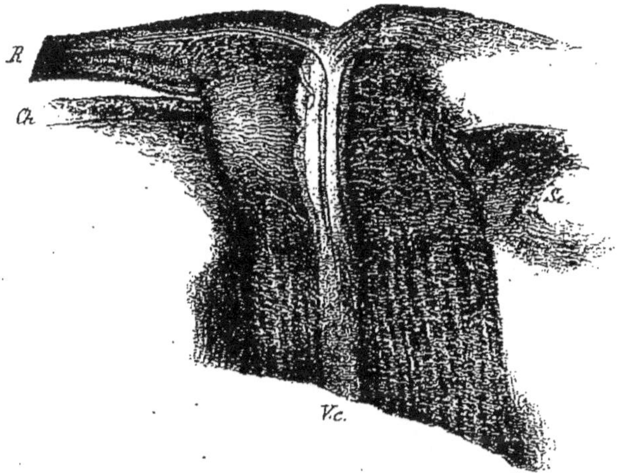
R
Ch.
Sc.
V.c.
10. 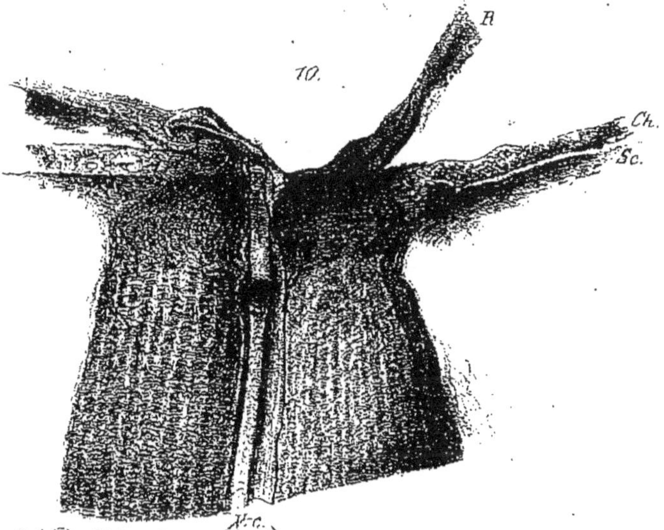
R
Ch.
Sc.
N.c.
ad nat. del. Dr. Petersohn.
A. Schütze lith.

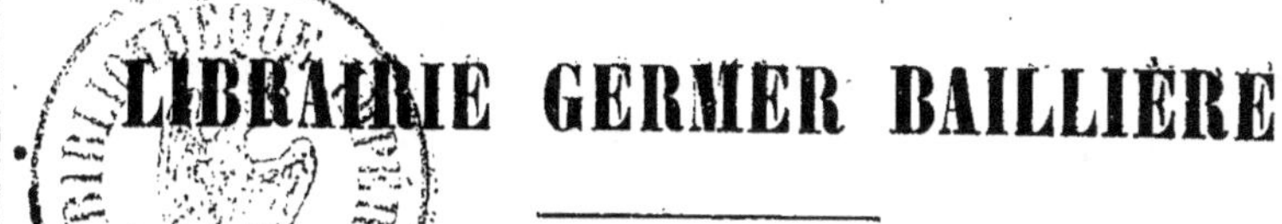

LIBRAIRIE GERMER BAILLIÈRE

CATALOGUE

DES

LIVRES DE FONDS

PHILOSOPHIE, ANATOMIE, PHYSIOLOGIE,
SCIENCES PHYSIQUES ET NATURELLES, PATHOLOGIE MÉDICALE,
PATHOLOGIE CHIRURGICALE, THÉRAPEUTIQUE, HYGIÈNE,
PHARMACIE, ART VÉTÉRINAIRE.

JANVIER 1865

PARIS

RUE DE L'ÉCOLE-DE-MÉDECINE, 17

<table>
<tr><td>LONDRES
H. BAILLIÈRE, 219, REGENT STREET</td><td>NEW-YORK
BAILLIÈRE BROTHERS, 440, BROADWAY</td></tr>
</table>

MADRID. — C. BAILLY-BAILLIÈRE, PLAZA DEL PRINCIPE ALFONSO, 16

BIBLIOTHÈQUE DE L'ÉTUDIANT EN MÉDECINE.

COLLECTION DE RÉSUMÉS POUR LA PRÉPARATION AUX EXAMENS DU DOCTORAT DU GRADE
D'OFFICIER DE SANTÉ, ET AU CONCOURS DE L'EXTERNAT ET DE L'INTERNAT.

PREMIER EXAMEN.

BERTON. — **Guide et questionnaire** de tous les examens de médecine et des concours de l'internat, de l'externat et de l'École pratique, avec les réponses des examinateurs eux-mêmes aux questions les plus difficiles, et suivi de grands tableaux synoptiques inédits d'anatomie et de pathologie. 1 vol. in-18, 1863. 2 fr. 50 c.

BÉRAUD et ROBIN. — **Manuel de physiologie** de l'homme et des principaux vertébrés, répondant à toutes les questions physiologiques du programme des examens de fin d'année. 2ᵉ édit., 2 vol. gr. in-18. 12 fr.

JAMAIN. — **Nouveau Traité élémentaire d'anatomie descriptive** et de préparations anatomiques, suivi d'un Précis d'*embryologie*, par M. VERNEUIL, agrégé de la Faculté de médecine de Paris, chirurgien des hôpitaux, etc. 2ᵉ édition. 1 vol. grand in-18 avec 200 figures dans le texte. 1861. 12 fr.

MARCHESSAUX. — **Manuel d'anatomie générale**, histologie et organogénie de l'homme, ouvrage contenant un résumé de tous les travaux faits en France, en Allemagne et en Angleterre, sur la structure, les propriétés, les analyses chimiques, l'examen microscopique, et le développement des liquides et des solides, 1844. 1 vol. grand in-18 de 420 pag. 3 fr. 50 c.

DEUXIÈME ET CINQUIÈME EXAMEN.

ANDRY. — **Manuel pratique de percussion et d'auscultation.** 1845. 1 vol. grand in-18. 3 fr. 50 c.

BEYRAN. — **Manuel de pathologie générale.** 1863, 1 vol. grand in-18. 4 fr. 50 c.

HOUEL. — **Manuel d'anatomie pathologique générale et appliquée,** contenant la *description* et le *catalogue* du Musée Dupuytren. 2ᵉ édition, 1862, 1 vol. gr. in-18. 7 fr.

JAMAIN. — **Manuel de petite chirurgie,** contenant les pansements, les bandages, les appareils de fractures, les pessaires, les bandages herniaires, les ponctions, la vaccination, les incisions, la saignée, les ventouses, le cathétérisme, l'extraction des dents les agents anesthésiques, etc. 4ᵉ édition refondue. 1864, 1 vol. gr. in-18, avec 330 figures. 7 fr.

JAMAIN. — **Manuel de pathologie et de clinique chirurgicales.** 1865, 2ᵉ édit. 2 forts vol. gr. in-18. (sous presse).

MALGAIGNE. — **Manuel de médecine opératoire.** 1861. 7ᵉ édit. 1 vol. gr. in-18. fr.

TARDIEU. — **Manuel de pathologie et de clinique médicales.** 1864, 1 fort vol. grand in-18., 2ᵉ édit. 7 fr.

VELPEAU et BÉRAUD. — **Manuel d'anatomie chirurgicale, générale et topographique.** 5ᵉ édit. 1862, 1 vol. in-18 de 810 pag. 7 fr.

TROISIÈME EXAMEN.

BOCQUILLON. — **Manuel d'histoire naturelle médicale.** 1 vol. gr. in-18 avec fig. (*Sous presse.*)

BOUCHARDAT. — **Physique**, avec ses principales applications. 1 vol. grand in-18 avec 230 fig. intercalées dans le texte. 5ᵉ édit., 1851. 4 fr. 50 c.

BOUCHARDAT. — **Histoire naturelle,** contenant la zoologie, la botanique, la minéralogie et la géologie. 2 vol. grand in-18, avec 508 fig. intercalées dans le texte. 1844. 7 fr.

GRÉHANT. — **Manuel de physique médicale.** 1 vol. grand in-18 avec fig. (*Sous presse.*)

QUATRIÈME EXAMEN.

BAYARD. — **Manuel pratique de médecine légale.** 1844. 1 vol. gr. in-18. 3 fr. 50 c.

BOUCHARDAT. — **Manuel de matière médicale, de thérapeutique et de pharmacie.** 1864. 2 vol. gr. in-18. 14 fr.

DESCHAMPS. — **Manuel de pharmacie et Art de formuler,** contenant 1º les principes élémentaires de pharmacie; 2º des tableaux synoptiques: *a*, des substances médicamenteuses tirées des trois règnes, avec leurs doses et leurs modes d'administration; *b*, des eaux minérales employées en médecine; *c*, des substances incompatibles; 3º les indications pratiques nécessaires pour composer de bonnes formules; suivi d'un *Formulaire de toutes les préparations*

DICTIONNAIRE

DES

DICTIONNAIRES DE MÉDECINE

FRANÇAIS ET ÉTRANGERS,

OU

TRAITÉ COMPLET DE MÉDECINE
ET DE CHIRURGIE PRATIQUES, DE THÉRAPEUTIQUE, DE MATIÈRE MÉDICALE, DE TOXICOLOGIE ET DE MÉDECINE LÉGALE, ETC., ETC.,

CONTENANT

L'ANALYSE DES MEILLEURS ARTICLES QUI ONT PARU JUSQU'À CE JOUR DANS LES DIFFÉRENTS DICTIONNAIRES ET LES TRAITÉS SPÉCIAUX LES PLUS IMPORTANTS ;

Ouvrage destiné à remplacer tous les autres Dictionnaires et Traités de médecine et de chirurgie, etc.,

Par une Société de médecins ;

SOUS LA DIRECTION DE M. LE DOCTEUR FABRE,
Rédacteur en chef de la GAZETTE DES HÔPITAUX.

1850-1851. — 9 forts volumes in-8 imprimés sur deux colonnes, y compris

le VOLUME SUPPLÉMENTAIRE rédigé en 1851. — Prix : 45 fr.

Le *Supplément au Dictionnaire* de FABRE se vend séparément. 9 francs.
Il a été publié sous la direction de M. le docteur Ambroise TARDIEU, avec la collaboration de MM. Adet de Roseville, Barthez, Bayard, Bécquerel, Rodier, Behier, Cl. Bernard, Brierre de Boismont, Bouchardat, Boudin, Carrière, Durand-Fardel, Fermond, Foy, Gavarret, Gillette, Gosselin, Hillairet, Jamain, Am. Latour, Nélaton, Phillips, Requin, Robert, Robin, Sandras, Voillemier.

Publications périodiques.

ANNALES DE LA SOCIÉTÉ D'HYDROLOGIE MÉDICALE

Paraissant pendant le cours de la session de la Société, de novembre à mai. Les numéros d'une année forment un volume d'environ 40 feuilles.

Prix, à Paris, 6 francs ; départements, 7 francs ; étranger, 8 francs.

La collection complète, composée de 10 volumes (1854-1864), coûte 60 fr.

RÉPERTOIRE DE PHARMACIE

Recueil pratique dirigé par M. le professeur BOUCHARDAT, paraissant tous les mois par numéro de 3 feuilles.

Prix de l'abonnement, 6 fr. pour la France, 8 fr. pour l'étranger.

La collection complète, composée de 21 volumes (1844-1865), coûte 70 fr. Les années prises séparément coûtent 5 fr.

LE COURRIER DES SCIENCES
DE L'INDUSTRIE ET DE L'AGRICULTURE

Revue hebdomadaire universelle rédigée par M. VICTOR MEUNIER.

Les abonnements partent du 1er janvier et du 1er juillet.
Prix de l'abonnement par an, pour Paris, 12 fr.; pour les départements, 15 fr,
Le journal a commencé au mois de septembre 1863. Le volume commençant en septembre 1863 et finissant au 1er janvier 1864 coûte 5 francs.

JOURNAL
DE
L'ANATOMIE ET DE LA PHYSIOLOGIE NORMALES ET PATHOLOGIQUES DE L'HOMME ET DES ANIMAUX

Publié par M. le professeur CH. ROBIN (2e année 1865), paraissant tous les deux mois par livraisons de 7 feuilles avec planches.

Prix de l'abonnement par an, pour la France, 20 fr.; pour l'étranger, 24 fr.

REVUE DES COURS LITTÉRAIRES

Littérature. — Physiologie. — Théologie. — Éloquence. — Histoire. — Législation. Esthétique. — Archéologie.

REVUE DES COURS SCIENTIFIQUES

Physique. — Chimie. — Botanique. — Zoologie. — Anatomie. — Physiologie. Géologie. — Paléontologie. — Médecine.

Directeur : M. **Eug. YUNG** ; chef de la rédaction : M. Em. ALGLAVE.

Ces deux journaux reproduisent les cours des Facultés de Paris, des départements et de l'étranger, et paraissent tous les samedis depuis le 5 décembre 1863.
On peut s'abonner séparément à la partie littéraire ou à la partie scientifique.

PRIX DE CHAQUE JOURNAL ISOLÉMENT.	Six mois.	Un an.	PRIX DES DEUX JOURNAUX RÉUNIS.	Six mois.	Un an
Paris	8 fr.	15 fr.	Paris	15 fr.	26 fr.
Départements	10	18	Départements	18	30
Etranger	12	20	Etranger	20	35

L'abonnement part du 1er décembre et du 1er juin de chaque année.

BIBLIOTHÈQUE

DE

PHILOSOPHIE CONTEMPORAINE

Volumes in-18 à 2 fr. 50 c.

Ouvrages parus.

H. TAINE............	Le Positivisme anglais, étude sur Stuart Mill.
H. TAINE............	L'Idéalisme anglais, étude sur Carlyle.
PAUL JANET...........	Le Matérialisme contemporain. Examen du système du docteur Büchner.
ODYSSE-BAROT.........	Philosophie de l'histoire.
ALAUX...............	La philosophie de M. Cousin.
AD. FRANCK...........	Philosophie du droit pénal.
AD. FRANCK...........	Philosophie du droit ecclésiastique : des rapports de la religion et de l'État.
ÉMILE SAISSET.........	L'Ame et la vie, suivi d'une étude sur l'Esthétique française.
ÉMILE SAISSET.........	Critique et histoire de la philosophie (fragments et discours).
CHARLES LEVÉQUE.......	Le Spiritualisme dans l'art.
AUGUSTE LAUGEL........	Les Problèmes de la nature.
CHALLEMEL LACOUR......	La Philosophie individualiste, étude sur Guillaume de Humboldt.
CHARLES DE RÉMUSAT....	Philosophie religieuse.
ALBERT LEMOINE........	Le Vitalisme et l'animisme de Stahl.
MILSAND..............	L'Esthétique anglaise, étude sur John Ruskin.
A. VÉRA..............	Essais de philosophie hégélienne.
BEAUSSIRE............	Origines françaises du panthéisme allemand.

Ouvrages à paraître.

AUGUSTE LAUGEL........	Les Problèmes de la vie.
AUGUSTE LAUGEL........	Les Problèmes de l'âme.
CHALLEMEL LACOUR......	La Philosophie pessimiste.
CHARLES DE RÉMUSAT....	La Philosophie écossaise.
DE SUCKAU............	Étude sur Schopenhauer.
ED. AUBER............	Philosophie de la médecine.
ALBERT LEMOINE........	Psychologie des signes.
LOUIS GRANDEAU........	La Science moderne et le spiritualisme.
LEOPARDI.............	Paradoxes philosophiques.
FRANCISQUE BOUILLIER...	Du plaisir et de la douleur.
TISSANDIER...........	Du Spiritisme.
LEBLAIS..............	Matérialisme et Spiritualisme.
AD. FRANCK...........	Philosophie du droit civil.
BUCHNER..............	Science et Nature, 2 vol.
J. MOLESCHOTT.........	Le Cours circulaire de la vie, 2 vol.
BEAUQUIER............	Philosophie de la musique.
S. DE LUCA...........	La Philosophie chimique depuis Lavoisier.
GIORDANO.............	Philosophie de la physique.
PAUL JANET...........	La crise philosophique.
FAIVRE...............	De la variabilité des espèces,
BOST,................	Le Protestantisme libéral.

LIVRES DE FONDS ET EN NOMBRE.

On peut se procurer tous les ouvrages qui se trouvent dans ce Catalogue par l'intermédiaire des libraires de France et de l'étranger.

On peut également les recevoir FRANCO, par la poste, sans augmentation des prix désignés, en joignant à la demande, des TIMBRES-POSTE ou un MANDAT SUR PARIS.

AJASSON DE GRANDSAGNE et FOUCHÉ. *Manuel complet de physique et de météorologie.* 1835, 1 vol. in-18, orné de 6 planches représentant près de 300 figures, 2ᵉ édition, revue et augmentée. 3 fr.

ALARD. *Du siège et de la nature des maladies*, ou Nouvelles considérations touchant la véritable action du système absorbant dans les phénomènes de l'économie animale. 1821, 2 vol. in-8. 7 fr.

ALAUX. *La philosophie de M. Cousin.* 1864, 1 vol. in-18 de la *Bibliothèque de philosophie contemporaine.* 2 fr. 50

ALIBERT. *Traité des fièvres pernicieuses.* 1 vol. in-8, 5ᵉ édit. 1820. 4 fr. 50

ALQUIÉ. *Doctrine médicale de Montpellier,* ou Principes de cette École, 4ᵉ édition. 1850, 1 vol. in-8. 7 fr.

AMUSSAT. *Leçons sur les rétentions d'urine causées par les rétrécissements de l'urèthre,* et sur les maladies de la glande prostate, publiées par le docteur Petit, de l'île de Ré. 1832, 1 vol. in-8, fig. 4 fr. 50

AMUSSAT. *Recherches sur l'introduction accidentelle de l'air dans les veines.* 1839, in-8. 5 fr.

AMUSSAT. *Mémoire sur l'anatomie pathologique des tumeurs fibreuses de l'utérus* et sur la possibilité d'extirper ces tumeurs, lorsqu'elles sont encore contenues dans les parois de cet organe. 1842, in-8. 3 fr.

AMUSSAT. *Mémoire sur la rétroversion de la matrice dans l'état de grossesse.* 1843, in-8. 3 fr.

AMUSSAT. *Quelques réflexions sur la curabilité du cancer.* 1854, in-8. 1 fr

AMUSSAT. *Mémoire sur la possibilité d'établir un anus artificiel dans la région lombaire,* sans pénétrer dans le péritoine. 1839, 1 vol. in-8. 5 fr.

— Deuxième mémoire, 1841, in-8. 3 fr.

— Troisième mémoire, 1843, in-8. 3 fr.

AMUSSAT. *Observation sur une opération d'anus artificiel.* 1835, in-8. 1 fr.

AMUSSAT. *Recherches expérimentales sur les blessures des artères et des veines.* 1843, in-8. 1 fr.

AMUSSAT (Alph.). *De l'emploi de l'eau en chirurgie.* 1850, in-4. 2 fr.

AMUSSAT (Alph.). *De la cautérisation circulaire de la base des tumeurs hémorrhoïdales internes.* 1854, in-8. 1 fr. 50

ANCELON. *Mémoire sur les fièvres typhoïdes* périodiquement développées par les émanations de l'étang de Lindre-Basse. 1847, in-8. 1 fr. 50

ANDRAL. *Cours de pathologie interne,* professé à la Faculté de médecine de Paris; recueilli et publié par M. le docteur Amédée Latour, 2ᵉ édition refondue. 1848, 3 vol. in-8 de 2076 pages.   18 fr.

ANDRY (Félix). *Manuel pratique de percussion et d'auscultation.* 1845, 1 vol. gr. in-18 de 536 pages.   3 fr. 50

ANDRY (Félix). *Recherches sur le cœur et sur le foie* considérées au point de vue littéraire, médico-historique, symbolique, etc. 1858, 1 vol. in-8.   4 fr.

ANGLADA. *Traité des eaux minérales* et des établissements thermaux des Pyrénées-Orientales. 1883, 2 vol. in-8.   6 fr.

ANNALES D'OCULISTIQUE. *Tables générales,* dressées par le docteur Warlomont, des tomes I à XXX. 1838 à 1853, 1 vol. in-8.   10 fr.

ANNALES DE LA SOCIÉTÉ D'HYDROLOGIE MÉDICALE DE PARIS. *Comptes rendus des séances,* 1854 à 1864, 10 vol. in-8.   70 fr.

ARCHAMBAULT. *Réflexions sur la trachéotomie* et la période extrême du croup et la dysphagie qui, dans certains cas, lui est consécutive. 1854, in-8.   1 fr. 25

ARRÉAT. *Éléments de philosophie médicale,* ou théorie fondamentale de la science des faits médico-biologiques. 1858, 1 vol. in-8.   7 fr. 50

ARRÉAT. *De l'homœopathie.* Simples réflexions propres à servir de réponse aux objections contre cette méthode de guérison. 1859, in-8.   1 fr. 50

ARTIGUES. *Amélie-les-Bains, son climat et ses thermes,* comprenant un aperçu historique sur l'ancienneté des thermes, sur l'état actuel de la station et les améliorations qu'elle comporte, la topographie, l'analyse des eaux sulfureuses, et leur mode d'action dans les maladies. 1 vol. in-8., 267 pages.   3 fr. 50.

AUBER (Édouard). *Traité de la science médicale* (histoire et dogmes), comprenant : 1° un précis de méthodologie et de médecine préparatoire; 2° un résumé de l'histoire de la médecine, suivi de notices historiques et critiques sur les écoles de Cos, d'Alexandrie, de Salerne, de Paris, de Montpellier et de Strasbourg ; 3° un exposé des principes généraux de la science médicale, renfermant les éléments de la pathologie générale. 1853, 1 fort vol. in-8.   8 fr.

AUBER (Éd.). *De la fièvre puerpérale devant l'Académie de médecine,* et des principes du vitalisme hippocratique appliqués à la solution de cette question. 1858, in-8.   3 fr. 50

AUBER (Éd.). *Hygiène des femmes nerveuses,* ou Conseils aux femmes pour les époques critiques de leur vie. 1844, 2ᵉ édition, 1 vol. gr. in-18.   3 fr. 50

AUBER (Éd.). *Guide médical du baigneur à la mer.* 1851, 1 vol. in-18. 3 fr. 50

AUBER (Éd.). *Institutions d'Hippocrate,* ou Exposé dogmatique des vrais principes de la médecine, extraits de ses OEuvres ; renfermant : Les dogmes de la science et de l'art, l'histoire naturelle des maladies, les règles de l'hygiène et de la thérapeutique, les éléments de la philosophie médicale et les premiers tableaux des maladies ; précédées d'une notice historique et critique sur les livres hippocratiques et suivies d'une dissertation philosophique sur l'hippocratisme. 1864, 1 vol. grand in-8 de luxe.   10 fr.

AUDIBRAN. *Traité historique et pratique sur les dents artificielles,* incorruptibles, contenant les procédés de fabrication et d'application. 1821, 1 vol. in-8.   3 fr.

AUDOUARD. *Relation historique et médicale de la fièvre jaune qui a régné à Barcelone en 1821.* Paris, 1822, in-8.   3 fr.

AZÉMAR. *Études sur le choléra.* 1856, in-8.   3 fr.

BALLY. *Documents et mélanges, publiés à l'occasion de la maladie asiatique,* introduite dans les États romains et les Alpes dauphinoises. 1855. 1 vol. in-8.   3 fr.

BARBIER. *Traité d'hygiène* appliquée à la thérapeutique. 1811, 2 vol. in-8. 6 fr.

BARBIER. *Précis de nosologie et de thérapeutique.* 1827-1828, 2 vol. in-8. 8 fr.

BARBIER. *Observation d'un cas de fistule vésico-vaginale*, 1843. in-8, 2 fr.

BARON. *Recherches, observations et expériences sur le développement naturel et artificiel des maladies tuberculeuses, etc.*; traduit de l'anglais par Mᵉ Vᶜ Boivin. Paris, 1825, 1 vol. in-8, avec fig. col. 4 fr. 50

BAROT (Odysse). *Lettres sur la philosophie de l'histoire*, 1864, 1 vol. grand in-18 de la *Bibliothèque de philosophie contemporaine.* 2 fr. 50

BARRET. *Des besoins morbides du système vivant*, considérés au point de vue du diagnostic et du traitement. 1853, in-8. 1 fr. 50

BARTHEZ. *Nouveaux éléments de la science de l'homme*, par P.-J. Barthez, médecin de S. M. Napoléon Iᵉʳ. *Troisième édition* augmentée du discours sur le génie d'Hippocrate, de Mémoires sur les fluxions et les coliques iliaques, sur la thérapeutique des maladies, sur l'évanouissement, l'extispice, la fascination, le faune, la femme, la force des animaux; collationnée et revue par M. E. Barthez, médecin de S. A. le Prince impérial et de l'hôpital Sainte-Eugénie, etc. 2 vol. in-8 de 1010 pages. 12 fr.

BARTHEZ et RILLIET. *Traité clinique et pratique des maladies des enfants.* 1861, 2ᵉ édit. refondue, 2ᵉ tirage, 3 vol. in-8. 25 fr.

Dans cette seconde édition, MM. Barthez et Rilliet, sans quitter la voie du solidisme, ont fait un pas de plus vers l'humorisme et vers le vitalisme, ou pour mieux dire, ils ont puisé dans chaque doctrine ce qu'elle leur a offert d'essentiellement pratique et de vraiment utile. Ce n'est pas une transformation de leurs idées, c'est une simple évolution. Mais si le temps et la réflexion ont modifié leurs doctrines, ils n'ont rien changé à leur méthode; ils ont, comme par le passé, pris pour règle de leurs travaux l'observation et l'analyse, mais tout en conservant dans l'étude des faits, la rigueur et la précision du procédé scientifique. ils ont pu imprimer à leur ouvrage ce caractère d'utilité pratique qu'une longue expérience pouvait seule lui donner.

MM. Barthez et Rilliet ont décrit successivement : les *phlegmasies,* les *hydropisies,* les *hémorrhagies,* les *gangrènes,* les *névroses,* les *maladies générales aiguës spécifiques,* les *tuberculisations,* les *entozoaires.*

BAUD. *Emploi thérapeutique des corps gras phosphorés extraits de la moelle allongée des mammifères herbivores.* 1858, 1 vol. in-4. 1 fr. 25

BAUDELOCQUE. *L'art des accouchements.* 8ᵉ édition, 1844, 2 vol. in-8, de 1340 pag., avec 17 pl. 18 fr.

BAUDENS. *Des règles à suivre dans l'emploi du chloroforme.* 1853. 75 c.

BAUDENS. *Mémoire sur les solutions de continuité de la rotule,* description d'un appareil pour le traitement des fractures transversales, 1853. 1 fr. 25

BAUDENS. *De l'entorse du pied et de son traitement curatif,* 1852. in-8. 75 c.

BAUMÉ. *Éléments de pharmacie* théorique et pratique, 1847. 2 vol. in-8, 10 fr.

BAUMÈS. *Traité de l'ictère,* ou Jaunisse des enfants de naissance; 2ᵉ édition. Paris, 1806, in-8. 1 fr. 50

BAUMÈS. *Traité théorique et pratique sur les diathèses.* 1853, 1 vol. in-8. 2 fr.

BAUMÈS. *Précis théorique et pratique sur les maladies vénériennes.* 2 vol. 1840, in-8. 12 fr.

BAYARD. *Manuel de médecine légale.* 1844, 1 vol. grand in-18. 3 fr. 50

BAYLE (G.-L.). *Recherches sur la phthisie pulmonaire.* 1810, 1 vol. in-8. 3 fr. 50

BAYLE (G.-L.), médecin de l'hôpital de la Charité et de S. M. l'Empereur Napoléon Ier. *Traité des maladies cancéreuses*, revu, augmenté et publié par M. A.-L.-J. Bayle, agrégé de la Faculté de Paris. 1834-1839, 2 vol. in-8.   5 fr.

BAYLE (A.-L.-J.). *Éléments de pathologie médicale*, ou Précis de médecine théorique et pratique écrit dans l'esprit du vitalisme hippocratique, par M. A.-L.-J. Bayle, docteur et professeur agrégé de la Faculté de médecine de Paris, etc., etc. 2 vol. in-8 de 1236 pages.   14 fr.

BAYLE (A.-L.-J.). *Traité des maladies du cerveau et de ses membranes.* Maladies mentales. 1826, 1 vol. in-8.   6 fr

BÉAUSSIRE. *Antécédents de l'hégélianisme dans la philosophie française.* 1 vol. in-18 de la *Bibliothèque de philosophie contemporaine.*   2 fr.50.

BECQUEREL. *Traité clinique des maladies de l'utérus et de ses annexes,* par M. L.-A. Becquerel, médecin de l'hôpital de la Pitié, professeur agrégé à la Faculté de médecine de Paris, etc. 1859, 2 vol. in-8 de 1061 pages, avec un atlas de 18 pl. (dont 5 coloriées) représentant 44 figures.   20 fr.

BECQUEREL. *Traité des applications de l'électricité à la thérapeutique médicale et chirurgicale.* 1860, 2e édition, 1 vol. in-8, fig.   7 fr.

BECQUEREL. *Des engrais inorganiques en général et du sel marin* (chlorure de sodium) *en particulier.* 1848, 1 vol. in-12.   3 fr. 50

BECQUEREL et **RODIER.** *Traité de chimie pathologique appliquée à la médecine pratique,* contenant l'étude et la composition à l'état sain et à l'état malade de tous les liquides du corps humain, tels que le *sang,* les *urines,* la *lymphe,* le *chyle,* la *salive,* la *bile,* le *suc pancréatique,* le *sperme,* le *lait,* les *larmes,* le *mucus,* les *crachats,* les *vomissements,* les *sécrétions,* la *sueur,* le *pus,* le *tubercule,* le *cancer,* etc. 1854, 1 vol. in-8.   7 fr.

BÉGIN. *Application de la doctrine physiologique à la chirurgie.* 1823, 1 vol. in-8.   2 fr. 50

BELHOMME. *Essai sur l'idiotie,* propositions sur l'éducation des idiots mise en rapport avec leur degré d'intelligence. 1824-1843, in-8.   2 fr.

BELHOMME. *Considérations sur l'appréciation de la folie,* sa localisation et son traitement. 1834-1848, 5 Mémoires, in-8.   10 fr.

BÉRARD (A.). *Diagnostic différentiel des tumeurs du sein.* 1842, in-8 (Thèse de concours).   3 fr. 50.

BÉRARD (A.). *Maladies de la glande parotide et de la région parotidienne,* opérations que ces maladies réclament. 1841, 1 vol. in-8 de 320 pages, 4 pl.   4 fr. 50

BÉRARD (A.). *Mémoire sur le rapport qui existe entre la direction des conduits nourriciers des os longs, et l'ordre suivant lequel les épiphyses se soudent avec le corps de l'os.* 1834, in-8.   1 fr. 25

BÉRARD (A.). *Causes qui retardent ou empêchent la consolidation des fractures et moyens de l'obtenir.* 1833, in-4.   2 fr. 50

BÉRARD (A.). *Luxation spontanée de l'occipital sur l'atlas,* et de l'atlas sur l'axis. 1829, in-4.   2 fr. 50

BÉRARD (A.). *Mémoire sur l'emploi de l'eau froide dans les maladies chirurgicales,* 1834, in-8.   1 fr. 50

BÉRARD (A.). *Mémoire sur le traitement des varices par le caustique de Vienne.* In-8.   1 fr.

BÉRAUD (B.-J.). *Atlas complet d'anatomie chirurgicale* topographique, pouvant servir de complément à tous les ouvrages d'anatomie chirurgicale, composé de 109 planches représentant plus de 200 figures dessinées d'après nature, par M. Bion, et avec texte explicatif.

   Prix fig. noires,   60 fr.
   — fig. coloriées.   120 fr.

Ce bel ouvrage, auquel on a travaillé pendant sept ans est le plus complet qui ait été publié sur ce sujet. Toutes les pièces disséquées dans l'amphithéâtre des hôpitaux ont été reproduites d'après nature par M. Bion, et ensuite gravées sur acier par les meilleurs artistes. Après l'explication de chaque planche, l'auteur a ajouté les applications à la pathologie chirurgicale et à la médecine opératoire, se rapportant à la région représentée.

BÉBAUD ET **VELPEAU**. *Manuel d'anatomie chirurgicale générale et topographique,* par M. Velpeau, membre de l'Institut, professeur à la Faculté de médecine de Paris, et M. Béraud, chirurgien des hôpitaux, 1862, 2ᵉ édition, 1 vol. in-8, de 622 pages.   7 fr.

BÉRAUD (B.-J.) ET **ROBIN**. *Manuel de physiologie de l'homme et des principaux vertébrés*, répondant à toutes les questions physiologiques du programme des examens de fin d'année, par M. Béraud, chirurgien des hôpitaux de Paris, revu par M. Ch. Robin, agrégé de la Faculté de médecine de Paris. 1856-1857, 2 vol. gr. in-18, 2ᵉ édition entièrement refondue.   12 fr.

MM. Béraud et Robin ont placé la physiologie sur son vrai terrain, celui de l'expérimentation directe, et ils ont cherché à embrasser réellement tout ce qui, dans l'étude des corps organisés, se rapporte à la dynamique animale. N'oubliant pas qu'ils s'adressent à des médecins, ils n'ont négligé de signaler rien de ce qui peut servir de base à l'étude de la symptomatologie et de la thérapeutique. Tout en se servant de la physique et de la chimie comme de puissants instruments pour découvrir les actes des corps organisés et en déterminer la nature, ils se sont laissé guider principalement par la méthode *a posteriori*, c'est-à-dire d'abord par la généralisation et la coordination des faits, par l'expérience, l'analyse et la synthèse.

BÉRAUD (B.-J.). *Recherches sur l'orchite et l'ovarite varioleuses.* 1859, in-8.   1 fr. 50

BÉRAUD (B.-J.). *Essai sur le cathétérisme du canal nasal,* suivant la méthode de Laforest, procédé nouveau. 1855, in-8 avec 4 fig.   2 fr. 50

BERNARD (Cl.) ET **HUETTE**. *Précis iconographique de médecine opératoire* et d'anatomie chirurgicale. 1856, 1 vol. grand in-18 anglais de 113 planches dessinées d'après nature et gravées sur acier, avec texte explicatif et descriptif. Prix relié en demi-maroquin, figures noires.   24 fr.
— figures coloriées.   48 fr.

BERNARDEAU. *Histoire de la phthisie pulmonaire.* Nouvelles recherches sur l'étiologie et sur le traitement de cette maladie. 1845, 1 vol. in-8.   2 fr.

BERTHERAND. *De la suture mixte et en faufil.* 1855, br. in-8.   1 fr. 25

BERTHERAND. *Médecine et hygiène des Arabes.* 1855, 1 vol. in-8.   7 fr. 50

BERTON. *Guide et questionnaire* de tous les examens de médecine et des concours de l'internat, de l'externat et de l'École pratique, avec les réponses des examinateurs eux-mêmes aux questions les plus difficiles, et suivi de grands tableaux synoptiques inédits d'anatomie et de pathologie. 1 vol. in-18, 1863.   2 fr. 50

BERTULUS (Évar.). *Marseille et son intendance militaire* à propos de la peste, de la fièvre jaune, du choléra et des événements de Saint-Nazaire (Loire-Inférieure) en 1861. 1864, 1 vol. gr. in-8 de 500 pages.   12 fr.

BERZELIUS. *Annuaire des sciences chimiques* ou Rapport sur les progrès des sciences naturelles, présenté à l'Académie de Stockholm. 1837, 1 vol. in-8.   2 fr.

BEYRAN. *Éléments de pathologie générale.* 1863, 1 vol. grand in-18.   3 fr. 50

BEYRAN. *La Turquie médicale au point de vue des armées expéditionnaires et des voyageurs*, mémoire suivi d'un vocabulaire scientifique et militaire, 1854, in-8.   1 fr. 50

BEYRAN. *Notice sur la Turquie.* Aperçu topographique, industrie, propriété, instruction publique, armée française, koran, capitulations, hommes d'État, dernières réflexions. Réformes, 2ᵉ partie. 1855, in-8.   1 fr. 50

BEYRAN. *Mémoire sur la paralysie syphilitique du nerf moteur externe de l'œil* (6ᵉ paire). 1861, 2ᵉ édit., in-8.   1 fr. 25

BIDAULT DE VILLIERS. *Propriétés médicinales de la digitale pourprée,* 3ᵉ édit. 1812, in-8.   2 fr. 50

BILLARD. *De la membrane muqueuse gastro-intestinale* dans l'état sain et l'état inflammatoire, etc. 1825, 1 vol. in-8.   4 fr. 25

BIOGRAPHIE MÉDICALE par ordre chronologique, d'après Daniel Leclerc, Éloy, Freind, Sprengel, Dezeimeris, etc. 1855. 2 vol. in-8 à 2 colonnes.   6 fr.

BLANDET. *Maladies des professions insalubres.* 1845, gr. in-8.   4 fr.

BLANDIN. *Atlas d'anatomie topographique,* ou d'anatomie des régions du corps humain, considérée dans ses rapports avec la chirurgie et la médecine opératoire. 1834, 20 pl. in-fol.   12 fr.

BLANDIN. *De l'autoplastie,* ou Restauration des parties du corps qui ont été détruites, à la faveur d'un emprunt fait à d'autres parties plus ou moins éloignées. Paris, 1836, 1 vol. in-8.   4 fr. 50

BLATIN (Henry). *Des enveloppes du fœtus et des eaux de l'amnios,* 1840, in-8.   2 fr.

BLATIN et NIVET. *Traité des maladies des femmes,* qui déterminent des flueurs blanches, des leucorrhées ou tout autre écoulement utéro-vaginal, 1 vol. in-8, 1842.   7 fr.

BLAUD. *Nouvelles recherches sur la laryngo-trachéite* connue sous le nom de croup. 1823, 1 vol. in-8.   3 fr.

BLAUD. *Essai sur le vitalisme.* 1854, in-8, br.   1 fr. 25

BLAUD. *L'art médical,* ou les vrais moyens de parvenir en médecine. Poëme. 1843. 1 vol. in-8.   3 fr. 50

BOBIERRE (Adolh.). *Traité de manipulations chimiques,* description raisonnée de toutes les opérations chimiques et des appareils dont elles réclament l'emploi. 1844, 1 vol. in-8 de 493 pages avec 173 fig,   6 fr.

BOCQUILLON. *Revue du groupe des verbénacées,* recherche des types, organogénie, organographie, affinités, classification, description des genres, par M. BOCQUILLON, docteur ès sciences. 1863, 1 vol. in-4 de 186 pages avec 20 planches gravées sur acier.   15 fr.

BONNET. *Considérations médico-légales sur la monomanie homicide.* 1840, in-8.   1 fr. 50

BONNET. *Traité complet, théorique et pratique des maladies du foie,* 2ᵉ édit., 1841, 1 vol, in-8,   3 fr.

BORCHARD. *Hygiène des professions.* Maladies des menuisiers et des ébénistes, d'après le docteur KOBLANK, de Berlin. 1859, in-8.   1 fr. 25

BORIE. *Des maladies nerveuses en général, de l'épilepsie en particulier, et des moyens de les combattre avantageusement.* 1830, 1 vol. in-8.   4 fr.

BOSSU. *Nouveau compendium médical à l'usage des médecins-praticiens,* contenant : 1° La *Pathologie générale* ; 2° un *Dictionnaire de pathologie interne,* avec l'indication des formules les plus usitées dans le traitement des maladies ; 3° un *Memento thérapeutique,* avec la définition de toutes les préparations pharmaceutiques. 1862, 3ᵉ édit, 1 vol. gr. in-18.   7 fr.

BOSSU. *Traité des plantes médicinales indigènes,* précédé d'un cours de botanique. 1862, 2 vol. in-8 et atlas de 60 planches représentant 1100 figures. Prix fig. noires, 13 fr.; fig. coloriées.   22 fr.

BOSSU. *Nouveau dictionnaire d'histoire naturelle et des phénomènes de la nature.* 1857-1859, 8 vol. in-4, avec 1370 fig.   27 fr.

BOSSU. *Anthropologie,* ou Étude des organes, fonctions et maladies de l'homme et de la femme. 2 forts vol. in-8, avec atlas de 20 planches. 5e édition.
Prix avec atlas noir, 15 fr., avec atlas colorié.   21 fr.

BOUCHARDAT. *Annuaire de thérapeutique, de matière médicale, de pharmacie et de toxicologie* de 1841 à 1864, contenant le résumé des travaux thérapeutiques et toxicologiques publiés de 1840 à 1863, et les formules des médicaments nouveaux, suivi de Mémoires sur le diabète sucré ; sur une maladie nouvelle, *l'hippurie ;* sur les iodures d'iodhydrates d'alcalis végétaux ; sur la digestion ; sur les contre-poisons du sublimé corrosif, du plomb, du cuivre et de l'arsenic ; sur les cas rares de chimie pathologique ; sur l'action des poisons et de substances diverses sur les plantes et les poissons ; sur les principaux contre-poisons et sur la thérapeutique des empoisonnements ; sur les affections syphilitiques ; sur la thérapeutique du choléra ; observations sur l'affaiblissement de la vue coïncidant avec des maladies dans lesquelles la nature de l'urine est modifiée ; sur la pathogénie et la thérapeutique du rhumatisme articulaire aigu ; sur le traitement de la phthisie et du rachitisme par l'huile de foie de morue ; sur l'étiologie et l'hygiène des tumeurs cancéreuses ; sur l'alimentation insuffisante ; sur les amidonneries insalubres ; sur le rôle des matières albumineuses dans la nutrition ; sur l'oligosurie, la polyurie ; sur la fièvre jaune et sur la farine, le pain et le vin ; sur l'infection déterminée dans le corps de l'homme par la fermentation putride des produits morbides ou excrémentitiels, sur l'emploi thérapeutique du sulfate simple d'alumine et du sulfate d'alumine et de zinc ; sur l'usage et l'abus des liqueurs fortes et des boissons fermentées ; sur les eaux potables ; sur la nature et l'origine de la vaccine ; sur l'inoculation et le traitement de la syphilis. 24 vol. grand in-32. Prix de chaque.   1 fr. 25

BOUCHARDAT. *Supplément à l'Annuaire de thérapeutique, etc., pour 1846,* contenant des Mémoires : 1° sur les fermentations ; 2° sur la digestion des substances sucrées et féculentes et sur les fonctions du pancréas, par MM. BOUCHARDAT et SANDRAS ; 3° sur le diabète sucré ou glycosurie ; 4° sur les moyens de déterminer la présence et la quantité de sucre dans les urines ; 5° sur le pain de gluten ; 6° sur la nature et le traitement physiologique de la phthisie. 1 vol. gr. in-32.   1 fr. 25

BOUCHARDAT. *Supplément à l'annuaire de thérapeutique, etc., pour 1856,* contenant : 1° l'Histoire physiologique et thérapeutique de la *cinchonine ;* 2° Rapport sur les *remèdes proposés contre la rage ;* 3° *Recherches sur les alcaloïdes dans les urines ;* 4° *Solution alumineuse benzinée ;* 5° la *Table alphabétique* des matières contenues dans les Annuaires de 1841 à 1855, rédigée par M. Ramon. 1 vol in-32.
     1 fr. 25

BOUCHARDAT. *Supplément à l'Annuaire de thérapeutique pour 1861,* contenant : 1° un mémoire sur l'étiologie et la prophylaxie de la phthisie pulmonaire ; 2° une étude sur les mucédinées parasites qui nuisent le plus à l'homme ; 3° des documents sur l'entraînement ; 4° une instruction pour l'usage de l'uromètre de M. Bouchardat. 1 vol. in-32.   1 fr. 25

BOUCHARDAT. *Nouveau formulaire magistral,* précédé d'une notice sur les hôpitaux de Paris, de généralités sur l'art de formuler, suivi d'un précis sur les eaux minérales naturelles et artificielles, d'un mémorial thérapeutique, de notions sur l'emploi des contre-poisons, et sur les secours à donner aux empoisonnés et aux asphyxiés. 1864, 12e édition. 1 vol. in-18.   3 fr. 50

BOUCHARDAT. *Physique, avec ses principales applications.* 1851, 1 vol. gr. in-18 de 540 pages, avec 230 fig. dans le texte. 3e édit.   4 fr. 50

BOUCHARDAT. *Histoire naturelle,* contenant la zoologie, la botanique, la minéralogie et la géologie. 1844, 2 vol. gr. in-18, avec 308 figures.   7 fr.

BOUCHARDAT. *Atlas de botanique,* composé de 21 planches représentant 56 plantes, pour servir de complément à l'histoire naturelle.
Figures noires, 2 fr. 50. — Figures coloriées, 5 fr.

BOUCHARDAT. *Opuscules d'économie rurale,* contenant les engrais, la bette-
rave, les tubercules de dahlia, les vignes et les vins, le lait, le pain, les boissons, l'a-
lucite, la digestion et les maladies des vers à soie, les sucres, l'influence des eaux
potables sur le goître, etc. 1851, 1 vol. in-8.   3 fr. 50

BOUCHARDAT. *Traité des maladies de la vigne.* 1853, 1 vol. in-8.   3 fr. 50

BOUCHARDAT. *Formulaire vétérinaire,* contenant le mode d'action, l'emploi et
les doses des médicaments simples et composés, prescrits aux animaux domestiques
par les médecins vétérinaires français et étrangers, et suivi d'un mémorial thérapeutique. 1862, 2ᵉ édit., 1 vol. in-18.   4 fr. 50

BOUCHARDAT. *Manuel de matière médicale,* de thérapeutique comparée et de
pharmacie. 1864, 2 vol. grand in-18, 4ᵉ édit.   14 fr.

BOUCHARDAT. *Le travail,* son influence sur la santé (conférences faites aux ou-
vriers). 1863, 1 vol. in-18.   2 fr. 50

BOUCHARDAT. *Répertoire de pharmacie,* recueil pratique paraissant tous les
mois. Le prix de l'abonnement est de 6 fr.
Ce journal a commencé en juillet 1844. Le prix de la collection jusqu'en juillet 1864,
20 volumes, est de 65 fr.
Les années séparées, prises après leur publication, coûtent 5 fr.

BOUCHARDAT et H. JUNOD. *L'Eau-de-vie et ses dangers,* conférences populaires. 1 vol. in-8.   1 fr.

BOUCHARDAT et QUEVENNE. *Du lait,* 1ʳᵉ *fascicule*, instruction sur l'essai et
l'analyse du lait ; 2ᵉ *fascicule*, des laits de femme, d'ânesse, de chèvre, de brebis, de
vache. 1857, 1 vol. in-8.   6 fr.

— On vend séparément l'*instruction* pour l'essai et l'analyse du lait. 1856, in-8,
br.   1 fr. 25

BOUCHARDAT et DELONDRE. *Quinologie.* Des quinquinas et des questions qui,
dans l'état présent de la science et du commerce, s'y rattachent avec le plus d'actualité. 1854, 1 vol. gr. in-4, avec 23 pl. coloriées et 2 cartes.   40 fr.

BOUCHER (d'Amiens). *Essai sur les principaux points de la physiologie.*
1856, 1 vol. in-8.   4 fr. 50

BOUDARD. *Mémoire sur la reproduction naturelle des sangsues.* 1853,
br. in-8.   1 fr. 25

BOUCHUT. *Histoire de la médecine et des doctrines médicales.* Leçons faites
à l'École pratique de la faculté de médecine, en 1862, 1863, 1864. 1 vol. in-8.   6 fr.

BOUILLIER (Francisque). *Du plaisir et de la douleur.* 1 vol. in-18, de la
Bibliothèque de philosophie contemporaine.   2 fr. 50.

BOUISSON. *Tribut à la chirurgie,* ou Mémoires sur divers sujets de cette science.
1858-1861, 2 vol. avec planches.   27 fr.

BOUNEAU et SULPICY. *Recherches sur la contagion de la fièvre jaune,* ou
rapprochement des faits et des raisonnements les plus propres à éclairer cette question.
1823, 1 vol. in-8.   4 fr.

BOURDET. *Recherches et observations sur toutes les parties de l'art du
dentiste.* 1757, 2 vol. in-12.   4 fr.

BOURDET (Eug.). *Des maladies du caractère* (hygiène morale et philosophie).
1858, 1 vol. gr. in-18.   3 fr. 50

BOURDET (Eug.). *Principes d'éducation positive.* 1863, 1 vol. in-18 de
358 pages.   3 fr. 50

BOURDIN. *Traitement des affections cancéreuses,* indications et contre-indi-
cations de l'opération dans le traitement du cancer. 1844, in-8.   1 fr. 50

BOURGUIGNON et feu SANDRAS. *Traité pratique des maladies nerveuses.*
2ᵉ édition, corrigée et considérablement augmentée. 1860-1863, 2 vol. in-8.   12 fr.

BOURROUSSE DE LAFFORE (DE). *Des taches de la cornée et des moyens de les faire disparattre.* 1860, in-8.   1 fr. 50

BOURROUSSE DE LAFFORE (DE). *Méningite tuberculeuse,* traitement par l'iodure de potassium. 1861, br. in-8.   1 fr. 50

BOUTEILLE. *Traité de la chorée ou danse de Saint-Guy.* 1810, 1 vol. in-8.
                    3 fr. 50

BOYER (Lucien). *De l'entrainement des parties antérieures du corps vitré,* pendant l'opération de la cataracte par abaissement. 1849, in-8.   1 fr. 25

BOYER (Lucien). *Observations de hernie étranglée.* 1849, in-8.   1 fr. 25

BOYER (Lucien). *Des diathèses au point de vue chirurgical.* 1847, in-8.   2 fr.

BOYER (Lucien). *Recherches sur l'opération du strabisme.* 1842-1844, 1 vol. in-8, avec 12 planches représentant 44 figures noires.   7 fr.
— Figures coloriées.   10 fr.

BRACHET. *Physiologie élémentaire de l'homme.* 1854, 2 vol. in-8.   5 fr.

BRACHET. *Traité complet de l'hypochondrie.* 1844, 1 vol. in-8.   3 fr. 50

BRACHET. *Asthénie.* 1829, 1 vol. in-8.   2 fr.

BRACHET. *Traité pratique des convulsions dans l'enfance ;* 2e édition, 1837, 1 vol. in-8.   3 fr. 50

BRACHET. *De l'emploi de l'opium dans les phlegmasies des membranes muqueuses, séreuses et fibreuses.* 1828, 1 vol. in-8.   3 fr. 50

BRACHET. *Traité pratique de la colique de plomb.* 1850, 1 vol. in-8. 1 fr. 50

BRAUN. *Essai sur l'éclampsie ou les convulsions urémiques des femmes grosses,* en travail et en couches, traduit de l'allemand par Petard. 1858, in-8.   1 fr.

BRESCHET. *Le système lymphatique* considéré dans ses rapports anatomique, physiologique et pathologique. 1836, 1 vol. in-8, avec 4 planches.   3 fr. 50

BRICHETEAU. *Traité sur les maladies cproniques qui ont leur siége dans les organes de l'appareil respiratoire,* la phthisie pulmonaire, les diverses affections des poumons et des plèvres, la phthisie laryngée et trachéale, la bronchite chronique, le rhume, le catarrhe pulmonaire, l'hémoptysie, l'asthme, l'aphonie, les dyspnées nerveuses, etc. 1852, 1 vol. in-8 de 664 pag.   8 fr.

BRICHETEAU. *Traité de l'hydrocéphale aiguë ou fièvre cérébrale des enfants.* 1826, 1 vol. in-8.   2 fr. 50

BRIERRE DE BOISMONT. *Des hallucinations, ou Histoire raisonnée des apparitions,* des visions, des songes, de l'extase, du magnétisme et du somnambulisme. 1862, 3e édition très augmentée.   7 fr.

BRIERRE DE BOISMONT. *Du suicide et de la folie suicide,* considérés dans leurs rapports avec la statistique, la médecine et la philosophie. 2e édition, 1864, 1 vol. in-8 de 680 pages.   7 fr.

BRIERRE DE BOISMONT. *Etudes médico-légales sur la perversion des facultés morales et affectives,* dans la période prodromique de la paralysie générale. 1860, in-8.   1 fr.

BROC. *Essai sur les races humaines, considérées sous les rapports anatomique et philosophique.* 1836, 1 vol. in-8, avec 11 fig.   3 fr. 50

BROGNIEZ. *Traité de chirurgie vétérinaire.* 1842-45, 3 vol. grand in-8, et atlas in-folio de 74 planches noires et coloriées représentant 433 fig.   30 fr.

BROUSSAIS. *Recherches sur la fièvre hectique.* Paris, 1803, in-8.   2 fr.

BROUSSAIS. *Examen des doctrines médicales,* 3e édition. 1829-1834, 4 vol. in-8.   5 fr.

BROWN. *Éléments de médecine,* trad. du latin, avec des addit., par M. Fouquier. 1805, 1 vol. in-8.   4 fr.

BULLETINS DE LA SOCIÉTÉ ANATOMIQUE DE PARIS, rédigés par MM. Axenfeld, Bauchet, Bell, Bérard, Bourdon, Broca, Chassaignac, Demarquay, Denucé, Deville, Forget, Fouchet, Giraldès, Gosselin, Lenoir, Leudet, Livois, Maréchal, Mercier, Pigné, Richard, Royer-Collard, Sestier, A. Tardieu, Thibault, Valleix, Vigla; années 1826 à 1834, 1837, 1838, 1840 à 1855, 27 vol. in-8.
Prix des années 1826 à 1834, chacune   3 fr.
Prix des autres volumes, chacun   5 fr.

BURCQ. *Métallothérapie,* traitement des maladies nerveuses par les applications métalliques. 1853, br. in-8 de 48 pages.   1 fr. 50

BURGGRAEVE. *Anatomie de texture,* ou Histologie appliquée à la physiologie et à la pathologie. 2e édition. Gand, 1845, 1 vol. grand in-8 de 720 pages avec 138 figures.   7 fr.

BURGGRAEVE. *Le génie de la chirurgie* considéré sous le rapport des pansements, des opérations, du diagnostic, du pronostic et du traitement. Gand, 1853, 1 vol. grand in-8 de 436 pages.   7 fr.

BURGGRAEVE. *Précis de l'histoire de l'anatomie,* comprenant l'examen comparatif des ouvrages des principaux anatomistes anciens et modernes. Gand, 1840, 1 vol. grand in-8.   6 fr.

BURNS. *Traité des accouchements* et des maladies des femmes et des enfants. 1855, 1 vol. in-8.   3 fr. 50

CAILLIOT. *Éléments de pathologie générale et de physiologie patholo-gique.* 1819, 2 vol. in-8.   6 fr.

CANQUOIN. *Traitement du cancer,* excluant toute opération par l'instrument tranchant, suivi des modifications apportées dans le traitement des ulcères de l'utérus, et d'observations nombreuses. 3e édit. 1838, 1 vol. in-8.   6 fr.

CAPURON. *De l'accouchement* lorsque le bras de l'enfant se présente et sort le premier. 1828, br. in-8.   2 fr.

CARLYLE. *Histoire de la Révolution française,* traduite de l'anglais, par MM. Élias Regnault et Odysse Barot, 1865, 3 vol. in-18.   10 fr. 50

CARON. *Le Code des jeunes mères.* Traité théorique et pratique pour l'éducation physique des nouveau-nés. 1859, 1 vol. in-8.   3 fr. 50

CARPON. *Voyage à Terre-Neuve.* 1852, 1 vol. in-8.   2 fr. 50

CARRIÈRE. *Recherches sur les eaux minérales sodo bromurées de Salins,* 1858, in-12.   1 fr. 50

CARRON DU VILLARDS. *Recherches médico-chirurgicales sur l'opération de la cataracte,* les moyens de la rendre plus sûre, et sur l'inutilité des moyens médicaux pour la guérir sans opération. 2e édit. considérablement augmentée. 1837, 1 vol. in-8 de 440 p., avec 53 fig.   7 fr.

CASPER. *Traité pratique de médecine légale,* rédigé d'après des observations personnelles, par Jean-Louis Casper, professeur de médecine légale de la Faculté de médecine de Berlin; traduit de l'allemand sous les yeux de l'auteur, par M. Gustave Germer Baillière. 1862, 2 vol. in-8.   15 fr.
— Atlas colorié se vendant séparément.   12 fr.

Le PREMIER volume contient la *biologie,* c'est-à-dire toutes les questions que le médecin légiste a à traiter devant l'homme vivant : *l'aptitude à la reproduction, la perte de la virginité, les rapports sexuels contre nature, la grossesse, l'accouchement, l'avortement, les coups et blessures, les maladies simulées et les maladies mentales.*

Le SECOND volume renferme la *thanatologie,* c'est-à-dire toutes les questions que le médecin légiste a à traiter devant le cadavre, c'est-à-dire : *les morts par cause mécanique, les hémorrhagies, les empoisonnements, l'asphyxie, la pendaison, la submersion, la congélation, la mort causée par le chloroforme* ; enfin la *Bio-thanatologie* des nouveau-nés.

CASTORANI. *De la kératite et de ses suites.* 1856. 1 vol. in-8.   3 fr.

CASTORANI. *Causes de la cataracte lenticulaire.* 1857, in-8.   1 fr. 25

CASTORANI. *Mémoire sur les causes des taches de la cornée.* 1863, in-8 de 10 pages.   75 c.

Catéchisme de médecine physiologique, ou Dialogue entre un savant et un médecin élève de Broussais. 1824, 1 vol. in-8.   5 fr.

CELSE (A. C.). *Traité de la médecine en huit livres,* traduction nouvelle. 1824, 1 vol. in-12.   2 fr.

CERISE. *Exposé et examen critique du système phrénologique.* 1836, 1 vol. in-8.   4 fr. 50

CERISE. *Le médecin des salles d'asile,* ou manuel d'hygiène et d'éducation physique de l'enfance. 1836, 1 vol. in-8.   3 fr. 50

CHALLEMEL-LACOUR. *La Philosophie individualiste.* Étude sur Guillaume de Humboldt, 1864, 1 vol. in-18 de la *Bibliothèque de la Philosophie contemporaine.*   2 fr. 50.

CHARCOT ET CORNIL. *Contributions à l'étude des altérations anatomiques de la goutte,* et spécialement du rein et des articulations chez les goutteux, 1864, in-8 de 80 pages avec planche.   1 fr. 50.

CHAILLY et **GODIER.** *Précis de la rachidiorthosie,* nouvelle méthode pour le redressement de la taille sans lits mécaniques ni opérations chirurgicales. 1842, in-8.   1 fr. 50

CHARDON. *Des devoirs du médecin.* 1852, br. in-8.   1 fr. 50

CHARMEIL. *Recherches sur les métastases,* suivies de nouvelles expériences sur la génération des os. 1821, 1 vol. in-8 avec 17 fig.   3 fr.

CHARPIGNON. *Physiologie, médecine et métaphysique du magnétisme.* 1848, 1 vol. in-8 de 480 pages.   6 fr.

CHARPIGNON. *Considérations sur les maladies de la moelle épinière.* 1860. in-8.   1 fr.

CHARPIGNON. *Etudes sur la médecine animique* et vitaliste. 1864, 1 vol. gr. in-8 de 192 pages.   4 fr.

CHASSAIGNAC. *De la circulation veineuse.* 1836, 1 vol. in-8.   3 fr.

CHAUFFARD. *Fragments de critique médicale,* Broussais, Magendie, Chomel, 1864, in-8 de 67 pages.   1 fr. 50.

CHAUSSIER. *Considérations sur les convulsions qui attaquent les femmes enceintes.* 2ᵉ édit., 1824. in-8, br.   1 fr. 25

CHERVIN. *Examen des principes de l'administration en matière sanitaire,* 1827, 1 vol. in-8.   2 fr.

CHIPAULT. *Etude sur les mariages consanguins* et sur les croisements dans les règnes animal et végétal. 1863, 1 vol. in-8 de 112 pages.   2 fr. 50

CHOMEL. *Leçons de clinique médicale,* faites à l'Hôtel-Dieu de Paris, recueillies et publiés sous ses yeux par MM. les docteurs Genest, Requin et Sestier. 1834-1840, 3 vol. in-8.   21 fr.

CHORIOL. *Considérations sur la structure, les mouvements et les bruits du cœur.* 1841, br. in-4.   1 fr.

CHRISTOPHE (de Toul). *Traité théorique et pratique des maladies nerveuses* avec leur traitement par la médecine chimique. 1854, in-12.   1 fr. 50

CHRISTOPHE. *Doctrine des impondérables* ou Nouveaux principes de médecine chimique. 1856, 1 vol. in-8.   6 fr.

CLAUDET. *Recherches sur la théorie des principaux phénomènes de la photographie* dans le procédé du daguerréotype. 1850, in-8, avec 8 fig.   75 c.

CLAUDET. *Nouvelles recherches sur la différence entre les foyers visuels et photogéniques,* et sur leur constante variation. 2ᵉ Mémoire. 1851, in-8.   1 fr. 50

CLOQUET (H.). *Osphrésiologie ,* ou Traité des odeurs, du sens et des organes de l'olfaction, avec l'histoire détaillée des maladies du nez et des fosses nasales. 2ᵉ édit. 1821. 1 fort vol. in-8.   5 fr.

CLOQUET (J.). *Mémoire sur la membrane pupillaire* et sur la formation du petit cercle artériel de l'iris. 1818, in-8.   1 fr. 25

CLOQUET (J.). *De l'influence des efforts sur les organes renfermés dans la cavité thoracique.* 1820, in-8.   1 fr. 25

COLLIN. *Du Traitement des affections pulmonaires par les inhalations sulfureuses de Saint-Honoré (Nièvre).* 186 In-8 de 111 pages.   2 fr. 50.

COMBE (George). *Traité complet de phrénologie ;* traduit de l'anglais par le docteur Lebeau. 1844, 2 forts vol. avec fig.   12 fr.

COMMAILLE. *Etudes d'hydrologie ancienne,* ou Recherches sur les eaux, les aqueducs, les bains, les thermes et les fontaines de Rome à l'époque impériale. 1862. brochure in-8 de 60 pages.   1 fr. 25

COMMAILLE. *Des aqueducs, des bains et des thermes* dans l'antiquité romaine (construction et personnel). 1863, in-8 de 32 pages.   1 fr. 25

COOPER (Astley). *OEuvres chirurgicales ,* traduit de l'anglais avec des notes, par E. Chassaignac et G. Richelot. 1837, 1 vol. in-8.   4 fr. 50

CORNAZ. *Des abnormités congénitales des yeux et de leurs annexes.* 1848, in-8.   3 fr. 50

COSTE ᴇᴛ **DELPECH.** *Recherches sur la génération des mammifères,* suivies de recherches sur la formation des embryons. 1834. 1 vol. in-4 , avec 9 fig.   12 fr.

COSTER. *Manuel de médecine pratique basée sur l'expérience ,* suivi de deux tableaux synoptiques des empoisonnements. 1837, 1 vol. in-18.   3 fr. 50

COSTES. *Histoire critique et philosophique* de la *doctrine physiologique.* 1849. 1 vol. in-8.   6 fr.

COSTES. *Réflexions sur le diabète sucré.* 1846, in-8.   2 fr.

COSTES. *Traitement de la fistule lacrymale.* 1856, in-8.   2 fr.

COSTES. *Étude comparative de l'action thérapeutique* des diverses préparations du fer. 1854, in-8.   1 fr. 50

COSTES. *Des tumeurs emphysémateuses du crâne,* 1858, in-8.   1 fr. 50

COTTEREAU. *Formulaire général* ou Guide pratique du médecin, du chirurgien et du pharmacien. 1840, 1 vol. in-32.   3 fr. 50

COTTEREAU. *Note sur les sangsues qui sont livrées au commerce.* 1846, br. in-8.   1 fr. 50

COTTEREAU. *Essais historiques sur les métaux* que l'on rencontre quelquefois dans les corps organisés, avec la collaboration de M. Chevallier. 1849, in-8. 1 fr. 50

COTTEREAU. *Notice sur l'application du chlore gazeux au traitement de la phthisie* et sur un nouvel appareil.   75 c.

COTTEREAU. *Des altérations de l'urine* et des moyens physiques et chimiques pour les reconnaître. 1850, in-8.   1 fr. 50

COUDRET. *Recherches médico-physiologiques sur l'électricité animale,* 1837, 1 vol. in-8.   7 fr.

Courrier (le) *des sciences,* de l'industrie et de l'agriculture. Voy. page 5.

CRÉBESSAC-VERNET. *Mémoire sur le principe fondamental de la thérapeutique,* déduit de l'observation et de l'expérience. 1859, 1 vol. in-8.   1 fr. 50

CUVIER. *Discours sur les révolutions de la surface du globe* et sur les changements qu'elles ont produits dans le règne animal, 8ᵉ édition, 1 vol. in-18, avec 7 figures.   2 fr. 50

DALLY (N.). *Notice sur la cinésie,* ou l'Art du mouvement curatif dans ses rapports avec les mouvements naturels de l'organisme humain. 1862, in-8.   2 fr.

DANCEL. *De l'influence des voyages sur l'homme* et sur ses maladies. 1846, 1 vol. in-8.   5 fr.

DE CANDOLLE. *Organographie végétale,* ou Description raisonnée des organes des plantes, 2 vol. in-8, avec 60 pl. représentant 422 fig.   12 fr.

DECÈS. *Varices artérielles,* et indications de leur traitement. 1857, in-4.   2 fr.

DECÈS. *Nouveau procédé de trachéotomie sous-cricoïdienne.* 1853, in-8.   1 fr. 25

DECOUX. *Mémoires et observations,* contenant des recherches sur le hoquet, sur les phlegmasies aiguës, des considérations sur le croup, etc., etc. 1842. br. in-8.   1 fr. 50

DECROZANT. *De l'asthme.* 1851, in-8, br.   2 fr. 50

DEGUISE, DUPUY ᴇᴛ LEURET. *Recherches et expériences sur l'acétate de morphine.* 1824, in-8.   fr. 50

DELABARRE. *Odontologie* ou observations sur les dents humaines suivies de quelques idées nouvelles sur le mécanisme des dentiers artificiels. 1815, 1 vol. in-8.   2 fr.

DELABARRE fils. *De la gutta-percha et de son application aux dentures artificielles.* 1852, in-8, avec fig.   1 fr. 25

DELARROQUE. *Recherches sur les maladies abdominales* qui simulent, provoquent ou entretiennent des maladies de poitrine. 1838, 1 vol. in-8.   6 fr.

DELEAU. *L'ouïe et la parole rendues à Honoré Trezel,* sourd-muet de naissance, avec un rapport à l'Académie des sciences. 1825, in-8.   1 fr. 50

DELEAU. *Recherches pratiques sur les maladies de l'oreille* et sur le développement de l'ouïe et de la parole chez les sourds-muets. *Maladies de l'oreille moyenne.* 1838, 1 vol. in-8, fig.   8 fr.

DELACOUX. *Éducation sanitaire des enfants.* 2ᵉ édition, 1829, 1 volume in-8.   3 fr.

DELAFOND ᴇᴛ BOURGUIGNON. *Pathologie et entomologie comparées de la psore* des animaux domestiques et de l'homme (ouvrage couronné par l'Institut). 1862, 1 fort vol. in-4 de 700 pages avec 7 planches.   30 fr.

DELEUZE. *Instruction pratique sur le magnétisme animal,* précédé d'une notice sur la vie et les ouvrages de l'auteur, et suivi d'une lettre d'un médecin étranger. 1853. 1 vol. in-12.   3 fr. 50

DELMAS (Pᴀᴜʟ). *Mémoire sur l'anatomie et la pathologie du mamelon* dans leurs rapports avec l'allaitement. 1860, in-8.   1 fr.

DELONDRE ᴇᴛ BOUCHARDAT. *Quinologie.* Des quinquinas et des questions qui, dans l'état présent de la science et du commerce, s'y rattachent avec le plus d'actualité. 1854, 1 vol. gr. in-4, avec 23 pl. color. et 2 cartes.   40 fr.

DELPECH. *Chirurgie clinique de Montpellier,* ou observations et réflexions tirées des travaux de chirurgie clinique de cette école. 1823-1828, 2 vol. in-4, fig.   25 fr.

DELVAILLE (Cᴀᴍɪʟʟᴇ). *Études sur l'histoire naturelle.* Première série contenant : Unité d'origine des races humaines ; de l'alimentation par la viande de cheval; l'œuvre d'Étienne-Geoffroy Saint-Hilaire ; biographie scientifique du xviiiᵉ siècle; les hommes à queue. 1862; 1 vol. in-18.   3 fr. 50

DELVAILLE (Cᴀᴍɪʟʟᴇ). *De la fièvre de lait,* études critiques et cliniques. 1862, 1 vol. in-8 de 133 pages.   2 fr. 50

DENEUX. *Mémoire sur les bouts de sein*, ou mamelons artificiels, et les biberons. 1833, in-8.   1 fr. 50

DENEUX. *Accouchement spontané*, in-8.   1 fr. 25

DENEUX. *Observation sur une tumeur fibreuse de l'utérus*, expulsée dans le vagin, après un avortement au terme de quatre mois, et prise pour l'arrière-faix. 1829, in-4, fig.   1 fr. 25

DENIS. *Recherches d'anatomie et de physiologie pathologiques* sur plusieurs maladies des enfants nouveau-nés. 1826, 1 vol. in-8.   5 fr.

DE PUISAYE et **LECONTE.** *Eaux d'Enghien*, au point de vue chimique et médical. 1853, 1 vol. in-8.   5 fr.

DESCHAMPS (d'Avallon). *Manuel de pahrmacie, et Art de formuler*, contenant : 1° les principes élémentaires de pharmacie ; 2° des tableaux synoptiques : *a*. des substances médicamenteuses tirées des trois règnes, avec leurs doses et leurs modes d'administration ; *b*. des eaux minérales employées en médecine ; *c*. des substances incompatibles : 3° les indications pratiques nécessaires pour composer de bonnes formules ; suivi d'un *Formulaire de toutes les préparations iodées* publiées jusqu'à ce jour, par M. Deschamps (d'Avallon), pharmacien de la maison impériale de Charenton. 1856, 1 vol. gr. in-18 avec 19 figures.   6 fr.

DESCHAMPS (d'Avallon). *Manuel pratique d'analyse chimique,* 1859, 2 vol. in-8 de 1034 pages, contenant, l'un l'*Analyse qualitative*, l'autre l'*Analyse quantitative*, avec 80 fig. intercalées dans le texte.   12 fr.

DESGENETTES. *Histoire médicale de l'armée d'Orient.* 1802, 1 vol. in-8. 5 fr.

DESMARRES. *Traité théorique et pratique des maladies des yeux*, par M. le docteur L.-A. Desmarres, professeur de clinique ophthalmologique, etc. 1854-1858, 2ᵉ édition, 3 forts volumes in-8 avec 205 figures intercalées dans le texte.   23 fr.

M. Desmarres a classé les maladies des yeux dans l'ordre anatomique, sans négliger cependant les signes que les diathèses impriment à la marche des maladies. Le livre est divisé en deux parties principales :

La *première* comprend les maladies de l'orbite (parties dures et parties molles), celles de l'appareil lacrymal, de la membrane semi-lunaire, de la caroncule lacrymale, enfin celles des paupières.

La *seconde partie* qui occupe les IIᵉ et IIIᵉ volumes en entier, comprend, sous 14 chapitres, les maladies du globe de l'œil.

DESMARRES. *Mémoire sur une méthode d'employer le nitrate d'argent dans quelques ophthalmies.* 1842, in-8.   2 fr.

DESMARRES ET ROBIN. *Description d'une espèce particulière de tumeurs de la chambre antérieure,* qui a pour origine l'hypergénèse de quelques éléments de la cornée. 1855, in-8.   75 c.

DESPINE fils. *Manuel de l'étranger aux eaux d'Aix en Savoie.* 1850, 1 vol.   2 fr.

DESPINE (Marc). *Annuaire de la mortalité générale.* 1844-1845, br. in-8. 3 fr.

DESPRÉS. *Des divisions congénitales des lèvres,* de la voûte et du voile du palais. 1842, in-8.   2 fr.

DESPRETZ. *Traité élémentaire de physique* (*ouvrage adopté par le Conseil de l'instruction publique*). 1836, 4ᵉ édit. 1 vol. in-8, et 17 pl.   10 fr.

DEVAY et **GUILLERMOND.** *Recherches nouvelles sur le principe actif de la ciguë* (conicine) et de son mode d'application aux maladies cancéreuses et aux engorgements de la matrice et du sein. 2ᵉ édition. 1853, 1 vol. in-8   3 fr.

DEVERGIE (Alphonse). *Médecine légale théorique et pratique* avec le texte et l'interprétation des lois relatives à la médecine légale, revus et annotés par M. Dehaussy de Robécourt, conseiller à la cour de cassation. 1852, 3ᵉ édit., 3 vol. in-8.   23 fr.

Le *premier* volume traite : 1o certificats, rapports et consultations médico-légales; 2o responsabilité médicale; 5o mariage; 4o séparation de corps; 5o grossesse; 6o avortement; 7o accouchement; 8o paternité, maternité, naissances précoces et tardives, superfétation; 9o supposition, substitution d'enfant; 10o infanticides; 11o attentats à la pudeur; 12o maladies simulées; 15o aliénation mentale.

Le *second* volume traite : 1o coups et blessures volontaires et involontaires; 2o mort subite; 5o mort apparente; 4o époque de la mort; 5o putréfaction cadavérique; 6o autopsie; 7o exhumations; 8o identité; 9o suicide; 10o asphyxie en général, 11o asphyxie par submersion; 12o pendaison et strangulation; 15o combustion spontanée.

Le *troisième* volume traite les empoisonnements et toutes les questions de chimie légale.

DEVERGIE (aîné). *Recherches historiques et médicales sur l'origine, la nature et le traitement de la syphilis.* in-8.   1 fr.

DEVERGIE (aîné). *Notice sur le traitement simple antiphlogistique et rationnel des maladies vénériennes.* 1835, in-8.   1 fr.

DEVERGIE (aîné). *Incontinence d'urine et son traitement rationnel par la méthode des injections.* 1840, 1 vol. in-8.   2 fr.

DEVERGIE (aîné). *Catarrhe chronique.* Faiblesse et paralysie de la vessie. 1840, 1 vol. in-8.   2 fr.

DEVERGIE (aîné). *Lettres sur la syphilis.* 1840-1841, br. in-8.   1 fr. 50

DEZEIMERIS. *Lettres sur l'histoire de la médecine* et sur la nécessité de l'enseignement de cette science, suivies de fragments sur l'histoire de la chirurgie, *amputation, bronchotomie, anévrysme, fractures en général.* 1838, 1 vol. in-8.   4 fr.

DOISY. *Flore du département de la Meuse.* 1835, 2 vol. in-18.   3 fr. 50

DONDERS. *L'astigmatisme* et les verres cylindriques, par Donders, professeur à l'université d'Utrecht; *traduit du hollandais* par le docteur H. Don, médecin à Vevey. 1862, 1 vol. in-8 de 144 pages.   4 fr. 50

D'OROSZKO. *Recherches sur l'homœopathie.* 1839, 1 vol. in-8.   6 fr.

DOUBOVITSKI. *Reproduction fidèle des discussions* qui ont eu lieu sur la lithotripsie et la taille à l'Académie royale de médecine en 1835. 1838, 1 vol. in-8.   3 fr.

DRAPIEZ. *Dictionnaire classique des sciences naturelles,* contenant un choix des meilleurs articles puisés dans tous les dictionnaires qui ont traité des sciences; augmenté des travaux et découvertes effectués depuis leur publication. Bruxelles, 1837 à 1845, 10 vol. gr. in-8, avec 200 pl. color.   100 fr.

DROUOT. *La vérité sur le traitement médical des cataractes* et sur les résultats des opérations chirurgicales. 1848, in-8.   1 fr. 25

DROUOT. *Des effets pernicieux du mercure* (onguent napolitain, calomel, etc), et de quelques autres agents exclusivement appliqués au traitement des maladies des yeux. 1849, in-8.   1 fr. 25

DROUOT. *Traité médical des cataractes,* des névralgies, amauroses, etc., ou exposé des principes et des moyens de procurer la guérison des maladies qui causent le trouble, l'affaiblissement et la perte de la vue (sans opérations chirurgicales). 4e édit. 1858, 1 vol. in-8.   6 fr.

DUBOIS. *Matière médicale indigène,* ou Histoire des plantes médicinales qui croissent spontanément en France et en Belgique (ouvrage couronné par la Société de médecine de Marseille, en réponse à cette question : *Des ressources que la flore médicale indigène présente aux médecins de campagne*). 1848. 1 vol. in-8.   7 fr.

DUBOIS (d'Amiens). *Traité des études médicales* ou de la manière d'étudier et d'enseigner la médecine. 1840, 1 vol. in-8.   4 fr.

DUBOIS (d'Amiens). *Philosophie médicale;* Examen des doctrines de Cabanis et de Gall. 1845, 1 vol. in-8.   5 fr.

DUBOIS (Amable). *Manuel du malade à Vichy.* 1860, 1 vol. in-12.   2 fr. 50

DUBOUCHET. *Maladies des voies urinaires et des organes de la génération,* contenant la rétention d'urine, les rétrécissements de l'urèthre, les maladies
de la glande prostate, de la vessie, des testicules, des vésicules séminales et des conduits spermatiques, des reins et des uretères; la stérilité et l'impuissance; le diabète
sucré ou glycosurie; la gravelle et les calculs de la vessie. 10ᵉ édition, 1851, 1 vol.
in-8.   5 fr.

DUCHESNE DUPARC. *Nouvelle prosopalgie* ou traité pratique des éruptions chroniques du visage (couperose, mentagre, taches, tumeurs vasculaires), etc., etc. 1 vol.
in-8.   3 fr.

DUFRESSE-CHASSAIGNE. *Traité du strabisme et du bégayement.* 1841,
1 vol. in-8, fig.   2 fr.

DUGÈS. *Traité de physiologie comparée de l'homme et des animaux.*
1838, 3 vol. in-8. fig.   10 fr.

DUPARCQUE. *Traité des maladies de la matrice.* 1839, 2 vol. in-8, 2ᵉ édition.   12 fr.

DUPIERRIS (Martial). *Mémoire sur les rétrécissements organiques du
canal de l'urèthre* et sur l'emploi de nouveaux instruments de scarification et
d'incision pour obtenir la cure radicale de cette maladie; 2ᵉ édition. 1847, 1 vol.
in-8, avec 19 figures.   5 fr.

DU POTET. *Traité complet de magnétisme,* cours en douze leçons. 1856, 3ᵉ édition, 1 vol. de 634 pages.   7 fr.

DU POTET. *Manuel de l'étudiant magnétiseur,* ou Nouvelle instruction pratique sur le magnétisme, fondée sur *trente années* d'expérience et d'observations.
1854, 3ᵉ édition, 1 vol. grand in-18, avec 2 figures.   3 fr. 50

DUPUYTREN. *Leçons orales de clinique chirurgicale* faites à l'Hôtel-Dieu de
Paris, par le baron Dupuytren, chirurgien en chef, recueillies et publiées par
MM. les docteurs Brierre de Boismont et Marx, 1839, 2ᵉ édition entièrement refondue,
6 volumes in-8.   14 fr.

DURAND-FARDEL. *Traité thérapeutique des eaux minérales* de France et
de l'étranger, et de leur emploi dans les maladies chroniques. 2ᵉ édit., 1862, 1 vol.
in-8 de 774 pages, avec carte coloriée.   9 fr.

DURAND-FARDEL. *Traité pratique des maladies des vieillards.* 1854, 1 fort
vol. in-8 de 924 pages.   9 fr.

DURINGE. *De l'homœopathie,* ses avantages et ses dangers. 1834, 1 vol. in-8,
     4 fr. 50

DUVAL. *Le docteur Rilliet* et ses œuvres. 1861, brochure in-8.   1 fr.

EDWARDS et **VAVASSEUR.** *Nouveau formulaire pratique des hôpitaux.*
4ᵉ édit., revue, corrigée et augmentée, par M. Mialhe, 1841, 1 vol. in-32.   3 fr. 50

ÉLIPHAS LÉVI. *Dogme et rituel de la haute magie.* 1861, 2ᵉ édit., 2 vol. in-8,
avec 24 figures.   18 fr.

ÉLIPHAS LÉVI. *Histoire de la magie,* avec une exposition claire et précise de ses
procédés, de ses rites et de ses mystères. 1860, 1 vol. in-8, avec 90 fig.   12 fr.

ÉLIPHAS LÉVI. *La clef des grands mystères* suivant Hénoch, Abraham, Her-
mès Trismégiste et Salomon. 1861, 1 vol. in-8, avec 22 planches.   12 fr.

ÉLIPHAS LÉVI. *Philosophie occulte. Fables et symboles,* avec leur explication
où sont révélés les grands secrets de la direction du magnétisme universel et des principes fondamentaux du grand œuvre. 1863, 1 vol. in-8.   7 fr.

ETOC-DEMAZY. *Recherches statistiques sur le suicide,* appliquées à l'hygiène
publique et à la médecine légale. 1844, 1 vol. in-8.   4 fr. 50

FABRE. *Dictionnaire des dictionnaires de médecine français et étrangers,* avec un volume supplémentaire rédigé sous la direction du docteur Ambroise Tardieu. 1851, 9 vol. in-8. (*Voy. page 4.*)   45 fr.

FABRE. *Choléra-morbus.* Guide du médecin praticien dans la connaissance et le traitement de cette maladie, suivi d'un dictionnaire de thérapeutique et d'un formulaire spécial. 1854, 1 vol. in-8.   5 fr.

FABRE D'OLIVET. *Notions sur le sens de l'ouïe en général* et en particulier sur le développement de ce sens opéré chez Rodolphe Grivel, et chez plusieurs autres enfants sourds-muets de naissance. 2ᵉ édition augmentée. 1819, 1 vol. in-8.   2 fr.

FERMOND. *Monographie des sangsues médicinales,* contenant la description, la reproduction, l'éducation, la conservation, les maladies, l'emploi, le dégorgement de ces annélides. 1854, 1 vol. in-8 de 520 pages, avec 36 figures.   6 fr.

FERMOND. *Monographie du tabac,* contenant l'historique, les propriétés thérapeutiques, physiologiques et toxicologiques, les diverses espèces, sa culture, sa préparation, son analyse chimique, ses falsifications, etc. 1857, 1 vol. in-8.   5 fr.

FERMOND. *Études sur la symétrie,* considérée dans les trois règnes de la nature. 1856, 1 vol. in-8.   2 fr. 50

FERMOND. *Essai de phytomorphie,* ou Étude des causes qui déterminent les principales formes végétales. T. Iᵉʳ, 1864, 1 vol. gr. in-8 de 644 pages avec 16 planches représentant plus de 250 fig.   15 fr.

FERMOND. *Etudes comparées des feuilles* dans les trois grands embranchements végétaux comprenant le principe de la trisection et les lois de leur formation et de leur composition, leur classification méthodique, l'explication rationnelle de certaines feuilles exceptionnelles, leur composition organographique et leur phytagénie. (*Extrait du tome II de l'Essai de phytomorphie.*) 1864, 1 vol. in-8 avec 13 pl.   10 fr.

FIGUIER ET NANCE. *Nouvelle pharmacopée de Londres,* ou Codex officiel d'Angleterre, traduction par MM. Figuier et Nance. 1841, 1 vol. in-32.   2 fr.

FILHOS. *De la cautérisation du col de l'utérus avec le caustique solidifié de potasse et de chaux.* 1847, in-8.   1 fr. 50

FILHOS. *Considérations pratiques sur les affections du col de l'utérus.* 1847, in-8.   2 fr.

FLORIO. *Description historique, théorique et pratique de l'ophthalmie purulente,* observée de 1835 à 1839 dans l'hôpital militaire de Saint-Pétersbourg. 1841, 1 vol. in-8, avec 22 fig. col.   7 fr.

FORGET. *Traité de l'entérite folliculeuse* (fièvre typhoïde). 1841, 1 vol. in-8.   4 fr.

FOSSATI. *Manuel pratique de phrénologie,* ou physiologie du cerveau, d'après les doctrines de Gall, Spurzheim,, etc. 1845, 1 vol. gr. in-18, avec 45 fig.   6 fr.

FOURCADE-PRUNET. *Maladies nerveuses des auteurs,* rapportées à l'irritation de l'encéphale, des nerfs cérébro-rachidiens et splanchniques, avec ou sans inflammation. 1826, 1 vol. in-8.   4 fr.

FOURCAULT. *Causes générales des maladies chroniques,* spécialement de la *phthisie pulmonaire,* avec l'exposé des recherches expérimentales sur les *fonctions de la peau,* suivies de l'hygiène des personnes prédisposées aux maladies chroniques et spécialement à la *phthisie pulmonaire,* ou moyens de prévenir le développement de ces affections. 1844, 1 vol. in-8.   7 fr.
On vend séparément l'*hygiène* des personnes prédisposées aux maladies chroniques et à la *phthisie pulmonaire.* 1844, 1 vol. in-8.   3 fr. 50

FOURCAULT. *Du choléra épidémique.* 1849, in-8, br.   2 fr.

FOURNIER. *Études cliniques sur les douches oculaires et la glace appliquées au traitement des phlegmasies de l'œil.* 1857, in-8.   2 fr.

FOVILLE. *Déformation du crâne résultant de la méthode la plus générale de couvrir la tête des enfants.* 1834, in-8 de 74 pages, avec 12 fig.   2 fr. 50

FOY. *Traité de matière médicale et de thérapeutique,* appliquée à chaque maladie en particulier, 1843, 2 vol. in-8 de 1456 pages.   14 fr.

FOY. *Formulaire des médecins praticiens,* contenant : 1° les formules des hôpitaux civils et militaires, français et étrangers ; 2° l'examen et l'interrogation des malades ; 3° un mémorial raisonné de thérapeutique ; 4° les secours à donner aux empoisonnés et aux asphyxiés ; 5° la classification des médicaments, d'après leurs effets thérapeutiques ; 6° un tableau des substances incompatibles ; 7° l'art de formuler. 4ᵉ édition, 1844, 1 vol. in-18.   3 fr. 50

FOY. *Manuel d'hygiène publique et privée,* ou Histoire des moyens propres à conserver la santé et à perfectionner le physique et le moral de l'homme. 1845, 1 vol. grand in-18.   4 fr. 50

FOY. *Mémorial de thérapeutique à l'usage des médecins praticiens,* contenant la médecine, la chirurgie, les accouchements. 1862, 1 vol. in-8 en deux parties, contenant 1250 pages.   14 fr.

Cet ouvrage traite les maladies tant internes qu'externes. L'ordre suivi est l'ordre alphabétique, c'est le plus simple et le plus commode. Chaque affection est décrite ainsi qu'il suit : 1° la définition ; 2° les symptômes très-brièvement ; 3° le traitement avec de nombreux détails et toutes les formules et prescriptions spéciales.

FOY. *Choléra-morbus.* Premiers secours à donner aux cholériques avant l'arrivée du médecin. 1849, 1 vol. in-18.   1 fr. 25

FRANC. *Observations sur les rétrécissements de l'urèthre* par cause traumatique et sur leur traitement. 1840, 1 vol. in-12.   1 fr. 50

FRANCK (Ad.). *Philosophie du droit pénal.* 1864, 1 vol. in-18 de la *Bibliothèque de philosophie contemporaine.*   2 fr. 50

FRANCK (Ad.). *Philosophie du droit ecclésiastique.* Des rapports de la religion et de l'État. 1864, 1 vol. in-18 de la *Bibliothèque de Philosophie contemporaine.* 2 fr. 50

FRANCK (Ad). *Philosophie du droit civil,* 1865, 1 vol. in-18 de la *Bibliothèque de Philosophie contemporaine.*   2 fr. 50

FRANCK (Joseph). *Traité de pathologie interne,* traduit du latin, par Bayle, agrégé de la Faculté de médecine de Paris. 1838-1845, 6 vol. in-8.   20 fr.

FRANÇOIS. *Essai sur les gangrènes spontanées.* 1832, 1 vol. in-8.   6 fr.

Le livre du docteur V. François, quoique d'une date déjà ancienne, n'en reste pas moins l'ouvrage le plus original et le plus substantiel que possède la science sur les gangrènes spontanées. La genèse et la migration des caillots sanguins dans les artères, ceux-ci décorés depuis peu de temps du nom d'embolies, s'y trouvent décrits, du moins leurs rapports avec la gangrène des extrémités. Quelques parties de cet ouvrage se ressentent, sans doute, de l'influence des doctrines médicales de l'époque où il a été écrit (1830), mais tout ce qui concerne le côté pratique y est établi d'une manière si solide, qu'on y a peu ajouté depuis.

FRANÇOIS. *Réponse à la lettre de M. Didot* sur les gangrènes spontanées. 1853, in-8.   1 fr. 25

GAIRAL. *Du strabisme.* 1840, in-8.   2 fr. 50

GAIRAL. *Amputation partielle de la main.* 1833, in-8.   1 fr. 25

GALEZOWSKI. *Observations cliniques sur les maladies des yeux,* par M. le docteur Galezowski, chef de clinique de M. le docteur Desmarres. 1862, brochure in-8.   1 fr. 25

GALEZOWSKI. *De la pupille artificielle* et de ses indications (clinique ophthalmologique de M. Desmarres). 1862, broch. in-8 de 55 pages.   1 fr. 25

GALEZOWSKI. *Recherches ophthalmoscopiques sur les maladies de la rétine* et du nerf optique. 1863, in-8 de 40 pages avec planches.   1 fr. 50

GALLOT. *Recherches sur la teigne,* suivies des moyens curatifs nouvellement employés pour la guérison de cette maladie. Paris, 1803, in-8 br.   2 fr.

GALTIER. *Traité de matière médicale* et des indications thérapeutiques des médicaments. 1839, 2 vol. in-8.   10 fr.

GASTÉ. *Abrégé de l'histoire de la médecine,* considérée comme science et comme art, dans ses progrès et son exercice, depuis son origine jusqu'au xix⁰ siècle. 1835, 1 vol. in-8.   4 fr.

GAUDET. *Recherches sur l'usage et les effets hygiéniques et thérapeutiques des bains de mer.* 3ᵉ édit., 1844, 1 vol. in-8.   6 fr.

GAULTIER DE CLAUBRY. *De l'identité du typhus et de la fièvre typhoïde.* 1844, 1 vol, in-8.   3 fr.

GAUSSAIL. *De la fièvre typhoïde,* de sa nature et de son traitement. Paris, 1839, in-8.   3 fr. 50

GAUTHERIN. *L'art de formuler* ou tableaux synoptiques des doses des médicaments et des formes pharmaceutiques sous lesquelles ils doivent être administrés, 2ᵉ édition augmentée d'un formulaire pratique contenant les formules le plus généralement employées dans les hôpitaux de Paris. 1838, 1 vol. in-18.   2 fr.

GAUTHIER. *Recherches historiques sur l'exercice de la médecine dans les temples,* chez les peuples de l'antiquité. 1844, 1 vol. in-12.   3 fr. 50

GAY-LUSSAC. *Recherches sur les maladies vénériennes primitives,* considérées sur l'homme doué d'une saine constitution. 1803, br. in-8.   1 fr.

GAY-LUSSAC. *Cours de chimie professé à la Faculté des sciences.* Histoire des sels, la chimie végétale et animale. 1833, 2 vol. in-8.   7 fr.

GAY-LUSSAC. *Instruction sur l'essai des matières d'argent par la voie humide;* suivie des documents officiels relatifs à la rectification en France du mode d'essai des matières d'or et d'argent généralement suivi en Europe. 1830-1832, 2 vol. in-4 avec 48 fig.   10 fr.

GELEZ. *Histoire générale des membranes séreuses et synoviales,* des bourses muqueuses, des kystes, sous le rapport de leur structure, de leurs fonctions, de leurs affections et de leur traitement. 1845, 1 vol. in-8.   6 fr.

GELY. *Recherches sur l'emploi d'un nouveau procédé de suture contre les divisions de l'intestin,* et sur la possibilité de l'adossement de cet organe avec lui-même dans certaines blessures. 1844, in-8, avec 24 fig.   2 fr. 50

GELY. *Études sur le cathétérisme curviligne* et sur l'emploi d'une nouvelle sonde dans le cathétérisme évacuatif. 1 vol. in-4, avec 97 planches, par le docteur J.-A. Gely, chirurgien de l'Hôtel-Dieu de Nantes. 1862, 1 vol. in-4 de 175 pages, avec 101 figures.   7 fr.

GENDRIN. *De l'influence des âges sur les maladies.* 1840, in-8.   2 fr.

GENDRIN. *Histoire anatomique des inflammations.* 1826, 2 vol. in-8. 10 fr.

GENDRIN. *Traité philosophique de médecine pratique.* 1838-43. 3 volumes in-8.   21 fr.

GEOFFROY. *Hygiène,* ou Art de conserver la santé; poëme latin traduit en vers français avec des notes, par M. Lequenne-Cousin. 1839, 1 vol. in-8.   6 fr.

GEOFFROY-SAINT-HILAIRE. *Histoire naturelle des mammifères,* comprenant quelques vues préliminaires de l'histoire naturelle, et l'histoire des singes, des makis, des chauves-souris et de la taupe. 1834, 1 vol. in-8.   8 fr.

GEORGII. *Kinésithérapie,* ou traitement des maladies par le mouvement, d'après le système de Ling, et suivi d'un abrégé de l'éducation physique des enfants. 1847, in-8.   2 fr.

GINTRAC (E.). *Observations et recherches sur la cyanose ou maladie bleue.* Paris, 1824, 1 vol. in-8.   4 fr.

GINTRAC (E.). *Mémoires et observations de médecine clinique et d'anatomie pathologique.* 1830, 1 vol. in-8, fig.   4 fr.

GINTRAC (E.). *Cours théorique et clinique de pathologie interne et de thérapie médicale,* 1853-1859, 5 vol. gr. in-8.   35 fr.

— Les tomes IV et V se vendent séparément.   14 fr.

Dans les trois premiers volumes, l'auteur consacre d'abord un chapitre à des *notions préliminaires* sur les bases et l'origine de la médecine, puis un autre à un *précis de Bionomie* dans lequel il expose les phénomènes et les lois de l'organisme; enfin, il aborde *la pathologie et la thérapie générales.* Après avoir exposé les généralités de la pathologie et les généralités de la thérapie, l'auteur parle des maladies en général : 1° lésions congénitales, monstruosités; 2° lésious mécaniques, chimiques et toxiques; 3° lesions vitales et organiques.
    Dans le IVe et le Ve volume, l'auteur traite les fièvres éruptives et exanthèmes aiguës, et les maladies cutanées chroniques.

GINTRAC (E.). *Recherches sur l'oblitération de la veine porte* et sur les rapports de cette lésion avec le volume du foie et la sécrétion de la bile. 1856, in-8.   1 fr. 50

GINTRAC (E.). *Note sur un monstre exencéphalien (pleurencéphale).* 1856, in-8.   1 fr.

GINTRAC (E.). *Étude anatomo-pathologique sur l'hydroméningocélie.* 1860, in 8,   1 fr.

GINTRAC (E.). *Considérations sur la cyclocéphalie.* 1860, in-8.   1 fr.

GINTRAC (E.). *Revue des maladies* observées dans les salles de clinique interne de l'hôpital Saint-André de Bordeaux, pendant l'année 1828. In-8.   2 fr. 50

GINTRAC (E.). *Fragments de médecine clinique* et d'anatomie pathologique. 1841, 1 vol. in-8.   3 fr. 50

GINTRAC (Henri). *Essai sur les tumeurs solides intra-thoraciques.* 1845, in-4.   1 fr. 50

GINTRAC (Henri). *De la pellagre* dans le département de la Gironde. 1864, in-8 de 43 pages.   1 fr. 50

GIRAUDEAU DE SAINT-GERVAIS. *Guide pratique pour l'étude et le traitement des maladies de la peau.* 1842, 1 vol. in-8, avec 30 fig. color.   6 fr.

GODINE. *Éléments d'hygiène vétérinaire,* suivis de recherches sur la morve, le cornage, la pousse et la cautérisation. 1815, 1 vol. in-8.   3 fr. 50

GOFFART. *Des paralysies appelées dynamiques* envisagées au point de vue de leur diagnostic et de leur pathogénie. 1862, in-8 de 140 pages.   4 fr.

GOFFRES. *Précis iconographique de bandages, pansements et appareils.* 1858, 1 vol. grand in-18 anglais, avec 81 planches.
    Prix relié demi-maroquin, figures noires.   18 fr.
    —   figures coloriées.   36 fr.

GOHIER. *Nouvel appareil pour le traitement des fractures du col du fémur.* 1835, in-8, avec 11 fig.   1 fr. 50

GONDRET. *Mémoire sur le traitement de la cataracte.* 1829, br. in-8.   2 fr.

GOYRAND. *Mémoire sur la fracture par contre-coup de l'extrémité inférieure du radius.* 1836, in-8, avec 14 fig.   1 fr. 50

GRANDEAU (Louis). *La Science moderne et le spiritualisme,* 1864, 1 vol. in-18 de la *Bibliothèque de Philosophie contemporaine.*   2 fr. 50

GRANDEAU (Louis). *Notice sur la grotte thermale de Monsummano (Toscane),* 1864, in-8 de 53 pages.   1 fr. 25

GRÉHANT. *Tableaux d'analyse chimique* conduisant à la détermination de la base et de l'acide d'un sel inorganique isolé, avec les couleurs caractéristiques des précipités. 1862, in-4, cart.   3 fr. 50

GRÉHANT. *Recherches physiques sur la respiration de l'homme,* 1864, in-8 de 46 pages, avec 1 planche.   1 fr. 50

GRODDECK. *De la maladie démocratique,* nouvelle espèce de folie, traduit de l'allemand. 1850, in-8, de 64 pag.   1 fr. 25

GROS. *Note sur l'œil de la baleine,* présentée au Congrès ophthalmologique de Bruxelles. 1858, in-8, fig.   75 c.

GUÉPIN. *Suppression de la syphilis,* pétition à la Chambre des députés. 1846, in-8.   1 fr. 50

GUÉPIN. *L'œil et la vision ;* étude physiologique. 1856, in-8.   1 fr. 50

GUÉPIN. *Nouvelles études théoriques et cliniques sur les maladies des yeux,* l'œil et la vision. 1ᵉʳ fascicule. 1857, in-8.   2 fr. 50

GUERBOIS. *Des complications des plaies après les opérations,* contenant le tétanos, la commotion, la douleur, la phlébite, l'érysipèle, etc. 1836, in-8.   2 fr. 50

GUILLOT (Natalis). *La lésion, la maladie* (thèse de concours pour la chaire de pathologie médicale). 1851, in-8.   2 fr. 50

GUISLAIN (J.). *Traité sur l'aliénation mentale et sur les hospices des aliénés.* Amsterdam, 1826, 2 vol. in-8, avec 12 pl.   10 fr.

HALLER. *Elementa physiologiæ corporis humani.* Lausanne. 1757, 9 vol. in-4, rel.   50 fr.

HALLER. *Auctarium ad elementa physiologiæ corporis humani.* Lausanne. 1782, 4 fascicules in-4.   15 fr.

HAMILTON. *Observations sur les avantages et l'emploi des purgatifs dans plusieurs maladies,* trad. de l'angl. par Lafisse. 1825, 1 vol. in-8.   3 fr. 50

HAMON. *Essai sur les convulsions albuminuriques.* 1860, in-8.   1 fr.

HAMON. *Essai sur l'albuminurie* liée à l'état de gestation. 1861, in-8.   1 fr. 25

HAMON. *Note sur les bons effets de la cautérisation nitrique ponctuée* dans certaines affections articulaires. 1860, in-8.   75 c.

HASENFELD. *Eaux ferrugineuses thermales de Szliacs* (en Hongrie). 1862. in-8 de 29 pages.   1 fr. 25

HATIN (Félix). *De l'opération césarienne* après la mort de la mère. 1861, broch. in-8.   50 c.

HAXO. *Fécondation artificielle et éclosion des œufs de poissons.* 1853, in-8.   2 fr. 50

HÉBERT. *Des substances alimentaires* et des moyens d'en régler le choix et l'usage, pour conserver la santé, pour favoriser la guérison des maladies de longue durée et pour tirer parti de l'influence que l'alimentation peut exercer sur le caractère, l'intelligence et les passions. 1842, 1 vol. in-8 de 313 pages.   5 fr.

HÉMENT. *Les Conférences du quai Malaquais.* — Félix Hément, les *Mouvements de la mer et de l'atmosphère.* — Louis Jourdan, *Blanche de Castille.* — Ernest Morin, le *Cardinal de Retz et M. Vincent.* — Th. Sauvestre, *De l'éducation des femmes.* — Évariste Thévenin, *Histoire du théâtre en France.* — P. Vulpian, le *Budget de la famille et le budget de l'État,* 1ʳᵉ année 1864, 1 vol. in-12 de 172 pages.   1 fr. 50

HENRY (Ossian) père et fils. *Traité pratique d'analyse chimique des eaux minérales* potables et économiques, avec leurs principales applications à l'hygiène et à l'industrie. Considérations générales sur leur formation, leur thermalité, leur aménagement, etc. Fabrication des eaux minérales artificielles, etc. 1859, 1 vol. in-8 de 680 p. avec 131 fig. intercalées dans le texte.   12 fr.

HENRY fils (Ossian). *Essai sur l'emploi médical et hygiénique des bains.* 1855, in-4.   3 fr. 50

HENRY fils (Ossian). *Recherches chimiques et médicales sur les matières organiques des eaux sulfureuses (barégines et sulfuraires).* 1860, in-8.   1 fr. 50

HENRY fils (Ossian). *Des radicaux composés* (thèse pour l'agrégation). In-8, 1860. 2 fr.

HENRY fils (Ossian) et **CHEVALLIER** fils. *Études chimiques médico-légales sur le phosphore.* 1857, in-8. 1 fr. 50

HERNANDEZ. *Essai sur le typhus,* ou sur les fièvres dites malignes, putrides, bilieuses, muqueuses, jaunes, la peste. 1816, 1 vol. in-8. 3 fr.

HILDENBRAND. *Manuel de clinique médicale,* ou principes de clinique interne, traduit du latin et augmenté d'une préface, de notes historiques, critiques, dogmatiques et pratiques, par Dupré. 1849, 1 vol. in-12. 3 fr. 50

HILDENBRAND. *Médecine pratique,* traduite du latin, avec un discours sur l'histoire des cliniques et des notes par A. Gautier. 1824, 2 vol. in-8. 6 fr.

HILLAIRET (J.-E.) *Notice sur l'empoisonnement par l'arsenic,* sur l'emploi de l'appareil de Marsh et des autres moyens de doser ce toxique. 1847, br. in-8. 2 fr.

HIPPOCRATE. *Aphorismes latins-français* tirés des documents de la bibliothèque du Roi, par MM. Quenot et Wahu. 1843, 1 vol. in-18. 1 fr. 50

HOUEL. *Manuel d'anatomie pathologique générale et appliquée,* contenant le catalogue et la description des pièces déposées au musée Dupuytren. 2ᵉ édit., 1862, 1 vol. in-18, de 930 pag. 7 fr.

HOUEL. *Des plaies et des ruptures de la vessie.* (Concours pour l'agrégation en chirurgie). 1857, in-8. 2 fr.

HOUEL. *Mémoire sur l'encéphalocèle congénitale.* 1859, in-8. 1 fr. 25

HUFELAND. *Manuel de médecine pratique,* fruit d'une expérience de 50 ans, suivi de considérations pratiques sur la saignée, l'opium et les vomitifs, traduit de l'allemand par le docteur Jourdan, 2ᵉ édition corrigée et augmentée d'un Mémoire sur les fièvres nerveuses. 1848, 1 vol. in-8 de 750 pages. 8 fr.

HUREAUX. *L'art de se guérir* et de prévenir les maladies avec certitude, enseigné par la nature. *Guide du malade* dans la pratique de la médecine naturelle éliminative. 1862, 1 vol. gr. in-8, de 160 pages. 3 fr. 50

HUTIN. *Étude de la stérilité chez la femme* (clinique de Plombières). 1859, in-8. 2 fr. 50

HUTIN. *Guide des baigneurs aux eaux minérales de Plombières.* 4ᵉ édit. 1856, 1 vol. in-18. 2 fr.

HUTIN. *Examen pratique des maladies de matrice,* 1 vol. in-8. 4 fr.

IMBERT. *Traité pratique des maladies des femmes,* par F. Imbert, ex-chirurgien en chef de la Charité de Lyon. 1840, 1 vol. in-8. 6 fr.

ISAMBERT. *Études chimiques, physiologiques et cliniques sur l'emploi thérapeutique du chlorate de potasse,* spécialement dans les affections diphthéritiques (croup, angine couenneuse, etc.). 1856, 1 vol. in-8. 2 fr. 50

JAMAIN. *Nouveau traité élémentaire d'anatomie descriptive et de préparations anatomiques,* par M. le docteur Jamain, chirurgien des hôpitaux, suivi d'un *Précis d'embryologie,* par M. Verneuil, agrégé et chirurgien des hôpitaux, 2ᵉ édition. 1861, 1 vol. grand in-18 de 900 pages avec 200 fig. intercalées dans le texte. 12 fr.

JAMAIN. *Manuel de petite chirurgie* contenant les pansements, les médicaments topiques, les bandages, les appareils de fractures et des affections articulaires, l'application des bandages herniaires et des pessaires, les pansements des plaies, des hémorrhagies, de la gangrène, des brûlures, des ulcères, la rubéfaction, la vésication, la cautérisation, les ponctions, la vaccination, les incisions, la saignée, les ventouses, le cathétérisme, l'extraction des dents, les agents anesthésiques, etc. 1860, 3ᵉ édition refondue. 1 vol. gr. in-18 de 716 pages, avec 307 fig. 7 fr.

JAMAIN. *Manuel de pathologie et de clinique chirurgicales.* 2ᵉ édit., 2 vol. in-18. sous presse

JAMAIN. *De l'exstrophie ou extroversion de la vessie.* 1845, in-4. 1 fr. 50

JAMAIN. *De l'hématocèle du scrotum.* 1853, in-8.   2 fr. 50

JAMAIN. *Archives d'ophthalmologie,* comprenant les travaux les plus importants sur l'anatomie, la physiologie, la pathologie, la thérapeutique et l'hygiène de l'appareil de la vision. 1853-1856, 6 vol. in-8, fig.   20 fr.

JAMAIN. *Des plaies du cœur* (thèse d'agrégation), 1857, in-8.   2 fr.

JAMAIN et WAHU. *Annuaire de médecine et de chirurgie pratiques,* de 1846 à 1864, résumé des travaux pratiques les plus importants publiés en France et à l'étranger de 1845 à 1863. 19 vol. gr. in-32. Chaque.   1 fr. 25

JANET (Paul). *Le matérialisme contemporain,* examen du système du docteur Büchner. 1864, 1 vol. gr. in-18 de la *Bibliothèque de philosophie contemporaine.*   2 fr. 50

JARJAVAY. *De l'influence des efforts sur la production des maladies chirurgicales.* 1847, in-8 de 72 pages.   2 fr.

JEANNEL (J.). *Mémoire sur la prostitution publique*, et parallèle complet de la prostitution romaine et de la prostitution contemporaine, suivis d'une étude sur le dispensaire de salubrité de Bordeaux. 2e édit. 1863, 1 vol. in-8.   6 fr.

JEANNEL (J.). *Excursion en Circassie.* 1856, in-12.   1 fr. 50

JEANNEL (J.). *Remarques critiques sur la classification de l'homme* en histoire naturelle et sur la limité de l'espèce humaine. 1859, in-8.   1 fr.

JENNER. *De la non-identité du typhus et de la fièvre typhoïde,* ou recherches sur le typhus, la fièvre typhoïde, la fièvre à rechute (Relapsing fever) et la fièvre simple continue (febricula), traduit par M. le docteur Verhaeghe, chirurgien de l'hôpital civil d'Ostende, 1852-1853, 2 vol. in-8.   7 fr.

JOBERT (de Lamballe). *Traité théorique et pratique des maladies chirurgicales du canal intestinal.* 1829, 2 vol. in-8.   6 fr.

JOLY. *Conférence publique sur l'hétérogénie ou génération spontanée,* faite à la Faculté de médecine de Paris, le 28 juin 1864. In-8 de 40 pages.   50 c.

JORDAN (Joseph). *Traitement des pseudarthroses par l'autoplastie périostique.* 1860, 1 vol. in-4, avec 3 pl.   3 fr. 50

JOSAT. *De la mort et de ses caractères;* nécessité de reviser la législation des décès pour prévenir les inhumations précipitées; ouvrage entrepris sous les auspices du gouvernement et couronné par l'Institut. 1854, 1 vol. in-8.   7 fr.

JOSAT. *Recherches historiques sur l'épilepsie.* 1856, in-8.   2 fr.

JOUOT (Philibert). *De l'amaurose au point de vue pratique.* 1850, br. in-8.   2 fr.

Journal de l'anatomie et de la physiologie normales et pathologiques, etc., dirigé par M. le professeur Ch. Robin. Voy. page 5.

JULIA DE FONTENELLE. *Recherches médico-légales sur l'incertitude des signes de la mort,* les dangers d'inhumations précipitées, les moyens de constater les décès et de rappeler à la vie ceux qui sont en état de mort apparente. 1834, 1 vol. in-8.   3 fr. 50

KRAMER. *Traité pratique des maladies de l'oreille,* traduit de l'allemand, avec des notes, par M. le docteur Menière, médecin de l'Institution impériale des sourds-muets de Paris. 1848, 1 vol. in-8 de 544 pages avec 5 fig.   7 fr.

KUNTZLI. *État de la médecine,* position des médecins, garanties sanitaires du peuple en France et plan d'organisation médicale. 1846, 1 vol. in-12.   2 fr.

LABAT. *Considérations pratiques sur la chlorose.* 1833, in-8.   1 fr.

LABAT. *De la fissure à l'anus* et de sa cure radicale par le moyen du sphincté-rotome, in-8.   1 fr.

LABAT. *De la cyanose* ou des affections diverses dans lesquelles la peau présente une coloration bleue. 1833, in-8.   1 fr.

LA BEAUME. *Du galvanisme appliqué à la médecine,* traduit par Fabré-Palaprat. 1828, 1 vol. in-8.   3 fr. 50

LACHAISE. *Précis physiologique sur les courbures de la colonne verté-brale.* 1827, 1 vol. in-8, avec 6 planches.   3 fr.

LACROIX (E.). *Des érysipèles.* 1847, in-4.   1 fr. 50

LACROIX (E.). *Antéversion et rétroversion de l'utérus.* 1844, in-8. 3 fr. 50

LAFORGUE. *L'art du dentiste* ou Manuel des opérations de chirurgie qui se pratiquent sur les dents, etc. 1802, 1 vol. in-8.   3 fr. 50

LAFONTAINE. *L'art de magnétiser,* ou le magnétisme animal, considéré sous les points de vue théorique, pratique et thérapeutique. 1860, 3ᵉ édit., 1 vol. in-8, avec fig.   5 fr.

LALA. *Quelques considérations sur les affections appartenant ou se rattachant à la famille des cancers.* 1861, br. in-8.   1 fr. 50

LANDOUZY. *Mémoire sur l'épidémie de typhus carcéral qui a régné à Reims en 1839 et 1840.* 1842, in-8.   2 fr.

LANDOUZY. *Mémoire sur les procédés acoustiques de l'auscultation* et sur un nouveau mode de stéthoscopie. 1841, in-8.   1 fr. 25

LARTIGUE. *De l'angine de poitrine* (couronné par la Société de médecine de Bordeaux). 1846, 1 vol. in-12.   2 fr. 50

LATERRADE. *Code expliqué des pharmaciens,* ou Commentaires sur les lois et la jurisprudence en matière pharmaceutique. 1834, 1 vol. in-18.   3 fr. 50

LAUGEL (Auguste). *Les problèmes de la nature.* 1864, 1 vol. in-18 de la *Bibliothèque de philosophie contemporaine.*   2 fr. 50

LAUGEL (Auguste). *Les problèmes de la vie.* 1 vol. in-18. (*Sous presse.*)

LAUGEL (Auguste). *Les problèmes de l'âme.* 1 vol. in-18. (*Sous presse.*)

LAUGIER. *Des cals difformes et des opérations qu'ils réclament* (thèse de concours). 1841, in-8, fig.   2 fr. 50

LAVORT. *Précis de pathologie générale,* de nosologie et de méthode d'obser-vation. 1846, 1 vol. in-18.   5 fr.

LAWRENCE. *Traité pratique sur les maladies des yeux,* traduit de l'anglais avec des notes, et suivi d'un précis de l'anatomie pathologique de l'œil, par le docteur Billard (d'Angers). 1830, 1 vol. in-8.   2 fr. 50

LEBLANC. *Traité des maladies des yeux,* observées sur les principaux ani-maux domestiques, principalement le cheval; contenant les moyens de les prévenir et de les guérir. 1824, 1 vol. in-8.   7 fr.

LEBLOND. *Quelques matériaux pour servir à l'histoire des filaires et des strongles.* 1836, in-8.   1 fr. 25

LEBRET. *Mémoire sur le scorbut de l'armée d'Orient.* observé et traité à l'hôpital thermal de Balaruc (Hérault). 1857, in-8.   1 fr. 50

LECANU. *Études chimiques sur le sang humain.* 1837, thèse in-4. 2 fr. 50

LECOEUR (de Caen). *Des bains de mer.* Guide médical et hygiène du baigneur. 1846, 2 vol. in-8.   10 fr.

LECOQ et **BOISDUVAL.** *Taxidermie* ou Art d'empailler les oiseaux, les quadru-pèdes, les reptiles et les poissons. 1826, 1 vol. in-12, fig.   3 fr. 50

LEFÈVRE. *De l'asthme,* recherches sur la nature, les causes et le traitement de cette maladie. 1847, in-8.   2 fr. 50

LE GENDRE. *Développement et structure du système glandulaire.* (Concours d'agrégation). 1856, in-8, fig.   2 fr.

LE GENDRE. *De la valeur comparée des différentes méthodes de traitement des fractures.* (Concours d'agrégation.) 1857, in-8.   1 fr. 50

LEGOUAS. *Nouveaux principes de chirurgie,* ou Éléments de zoonomie, d'anatomie et de physiologie, d'hygiène, de pathologie générale, de pathologie chirurgicale, de matière médicale et de médecine opératoire, 6ᵉ édit. 1836, 1 vol. in-8.   3 fr. 50

LEGRAND. *De l'analogie et des différences entre les tubercules et les scrofules.* 1849, 1 vol. in-8.   5 fr.

LEGRAND. *De l'action des préparations d'or sur notre économie* et plus spécialement sur les organes de la digestion et de la nutrition. 1849, in-8.   2 fr.

LÉLUT. *Induction sur la valeur des altérations de l'encéphale* dans le délire aigu et dans la folie. 1836, in-8.   2 fr. 50

LEMAIRE (Jules). *Du coaltar saponiné,* désinfectant énergique, arrêtant les fermentations. De ses applications à l'hygiène, à la thérapeutique, à l'histoire naturelle. 1860, in-8.   2 fr.

LEMAIRE (Jules). *De l'acide phénique,* de son action sur les végétaux, les animaux, les ferments, les venins, les virus, les miasmes, et de ses applications à l'industrie, à l'hygiène, aux sciences anatomique et thérapeutique. 1864, 1 vol. gr. in-18.   4 fr.

LEMBERT. *Essai sur la méthode endermique.* 1828, in-8.   2 fr.

LEMOINE (Albert). *Le vitalisme et l'animisme de Stahl.* 1864, 1 vol. in-18 de la *Bibliothèque de philosophie contemporaine.*   2 fr. 50

LEMOINE (Albert). *Psychologie des signes.* 1 vol. in-18. (*Sous presse.*)

LEPELLETIER (de la Sarthe). *Traité de l'érysipèle* et des différentes variétés qu'il peut offrir. 1836, 1 vol. in-8.   4 fr. 50

LEPELLETIER (de la Sarthe). *Traité complet sur la maladie scrofuleuse* et les différentes variétés qu'elle peut offrir. 1830, 1 vol. in-8.   7 fr.

LEPELLETIER (de la Sarthe). *De l'emploi du tartre stibié à haute dose* dans le traitement des maladies en général, dans celui de la pneumonie et du rhumatisme en particulier. 1835, 1 vol. in-8, de 224 pages.   3 fr. 50

LEPORT. *Guide pratique pour bien exécuter, bien réussir et mener à bonne fin l'opération de la cataracte par extraction supérieure.* 1 vol. in-12, 1860.   3 fr.

LEREBOURS. *Avis aux mères qui veulent nourrir leurs enfants.* 5ᵉ édition corrigée. An VII, 1 vol. in-18.   1 fr. 50

LERICHE. *De la consanguinité comme cause de la scrofule.* 1858, in-8.   75 c.

LERICHE. *De la surdité* et de quelques nouveaux moyens pour constater et guérir cette maladie. 9ᵉ édition, 1864, 1 vol. in-8 de 92 pages.   2 fr.

LEROY (D'ÉTIOLLES). *Histoire de la lithotritie.* 2ᵉ édition augmentée d'une lettre sur les effets des eaux alcalines dans la gravelle et les calculs urinaires. 1839. 1 vol. in-8.   3 fr.

LÉVEILLÉ. *Histoire de la folie des ivrognes.* 1830, 1 vol. in-8.   6 fr.

LÉVÊQUE (Charles). *Le spiritualisme dans l'art.* 1864, 1 vol. in-18 de la *Bibliothèque de philosophie contemporaine.*   2 fr. 50

LEVIEUX. *Études hygiéniques sur l'élève des sangsues* dans le département de la Gironde. 1853, br. in-8.   2 fr.

LHÉRITIER. *Du rhumatisme et de son traitement par les eaux thermo-minérales de Plombières.* 1853, 1 vol. in-8.   5 fr.

LHÉRITIER. *Des paralysies et de leur traitement par les eaux thermo-minérales de Plombières.* 1854, 1 vol. in-8.   5 fr.

LHÉRITIER ET **HENRY.** *Hydrologie de Plombières.* 1855, 1 vol. in-8.   3 fr. 50

LIBES. *Dictionnaire de physique.* 1806, 3 vol. in-8 et atlas.   16 fr.

LIEBREICH (Richard). *Atlas d'ophthalmoscopie* représentant l'état normal et les modifications pathologiques du fond de l'œil, visibles à l'ophthalmoscope, composé de 12 planches contenant 57 figures tirées en chromo-lithographie, accompagnées d'un texte explicatif et dessinées d'après nature par le docteur LIEBREICH (de Berlin). 1 vol. in-folio.   50 fr.
Texte italien de cet atlas.   3 fr. 50

LISFRANC. *Des diverses méthodes et des différents procédés pour l'oblitération des artères dans le traitement des anévrysmes.* 1834, 1 vol. in-8.   3 fr. 50

LISFRANC. *Maladies de l'utérus,* d'après les leçons cliniques faites à l'hôpital de la Pitié, par M. le docteur Pauly. Paris, 1836, 1 vol. in-8.   6 fr.

LISFRANC. *Précis de médecine opératoire.* 1846-1847, 3 vol. in-8.   10 fr.

LORRY. *De melancholia et morbis melancholicis.* 1765, 2 vol. in-8.   6 fr.

LOUYER-VILLERMAY. *Traité des maladies nerveuses* ou vapeurs, et particulièrement de l'hystérie, et de l'hypochondrie. 1816, 2 vol. in-8.   10 fr.

LUBANSKI. *Guide du poitrinaire* et de celui qui ne veut pas le devenir. 1861, 1 vol. in-18.   2 fr.

LUGOL. *Recherches et observations sur les causes des maladies scrofuleuses.* 1844, 1 vol. in-8.   5 fr.

LUSARDI. *Ophthalmie contagieuse.* 1831, in-8.   2 fr. 50

LUSARDI. *Essai physiologique sur l'iris, la rétine et les nerfs de l'œil.* 1831, in-8.   2 fr. 50

MACARIO. *Traitement moral de la folie.* 1843, in-4.   1 fr. 50

MACARIO. *Du sommeil, des rêves et du somnambulisme* dans l'état de santé et de maladie, précédé d'une lettre de M. le docteur Cerise. 1857, 1 vol. in-8.   5 fr.

MACARIO. *Des paralysies dynamiques ou nerveuses.* 1859, in-8.   2 fr. 50

MACARIO. *Leçons sur l'hydrothéraphie,* professées à l'École pratique de médecine de Paris. 1860, 2e édit. 1 vol. in-18.   2 fr.

MACARIO. *De l'influence médicatrice du climat de Nice,* ou Guide des malades dans cette ville. 2e édit., 1862, 1 vol. in-18.   2 fr.

MAGENDIE. *Formulaire pour la préparation et l'emploi de plusieurs nouveaux médicaments.* 9e édit., 1836, 1 vol. in-12.   3 fr. 50

MAHEUX. *Traité de la stérilité* chez la femme considérée particulièrement sous le rapport de ses causes et de son traitement. 1864, 1 vol. gr. in-18.   2 fr. 50

MAHON. *Médecine légale et police médicale,* avec des notes par Fautrel. 1811, 3 vol. in-8.   7 fr.

MAISONABE. *Orthopédie clinique sur les difformités dans l'espèce humaine,* accompagnée de mémoires. 1834, 2 vol. in-8, fig.   7 fr.

MALGAIGNE. *Manuel de médecine opératoire.* 7e édit., 1861, 1 vol. grand in-18.   7 fr.
Cette édition a été enrichie de nombreuses statistiques des résultats des opérations, et a été complétement refondue.

MALGAIGNE. *Mémoire sur un nouveau moyen de prévenir l'inflammation après les grandes lésions traumatiques.* 1841, in-8 br.   1 fr. 50

MALGAIGNE. *Ponction dans l'hydrocéphale chronique.* 1840, in-8, br. 50 c.

MALGAIGNE. *Recherches historiques et pratiques sur les appareils dans le traitement des fractures.* 1841, in-8, br.   3 fr.

MALGAIGNE. *Mémoire sur la détermination des diverses espèces de luxations de la rotule,* leurs signes et leur traitement. 1836, in-8.   2 fr.

MALGAIGNE. *Du traitement des grands emphysèmes traumatiques.* 1842, br. in-8.   1 fr.

MALGAIGNE. *Des tumeurs du cordon spermatique.* (Thèse de concours de clinique chirurgicale). 1848, in-8.   2 fr. 50

MANDON. *Histoire critique de la folie instantanée, temporaire, instinctive,* ou Étude philosophique, physiologique et légale des rapports de la volonté avec l'intelligence, pour apprécier la responsabilité des fous instinctifs, des suicides et des criminels. 1862, 1 vol. in-8, de 212 pages.   3 fr. 50

MANDON. *De la fièvre typhoïde,* nouvelles considérations historiques, philosophiques et pratiques sur sa nature, ses causes et son traitement. 1864, 1 vol. in-8 de 412 pages.   6 fr.

MANEC. *Recherches anatomico-pathologiques sur la hernie crurale.* Paris, 1826, in-4, fig.   2 fr. 50

MANUEL. *Essai sur l'organisation du service médical en France.* 1861, 1 vol. in-8.   6 fr.

MARCHESSAUX. *Manuel d'anatomie générale,* histologie et organogénie de l'homme. 1844, 1 vol. gr. in-18.   3 fr. 50

MARROTTE. *Du régime dans les maladies aiguës.* 1859, in-4.   3 fr. 50

MARTIN (Ferdinand). *Mémoire sur une nouvelle méthode de traitement des fractures du col et du corps du fémur* (couronné par la Société centrale de médecine du Nord). 1855, in-8, avec 17 fig.   1 fr. 50

MARTIN (Joseph). *Histoire pratique des sangsues.* 1845, 1 vol. in-8.   3 fr. 50

MARTIN (de Lyon). *Mémoires de médecine et de chirurgie pratiques* sur plusieurs maladies et accidents graves qui peuvent compliquer la grossesse, la parturition et les couches, etc. 1835, 1 vol. in-8.   5 fr.

MARTIN (de Tonneins). *De la fièvre typhoïde* dans ses rapports avec l'état puerpéral. 1860, br. in-8, de 28 pages.   75 c.

MARTIN (V.). *Manuel d'hygiène à l'usage des Européens qui viennent s'établir en Algérie.* 1847, 1 vol. in-8.   3 fr. 50

MARTIN et **FOLEY.** *Histoire statistique de la colonisation algérienne* au point de vue du peuplement et de l'hygiène. 1851, 1 vol. in-8.   6 fr.

MARTIN SAINT-ANGE. *Circulation du sang chez le fœtus de l'homme.* 2ᵉ éd. augmentée, 1837, in-4 avec 15 fig. col.   2 fr. 50

MARTINET. *Du traitement de la sciatique* et de quelques névralgies par l'huile de térébenthine. 2ᵉ édition, revue et augmentée, 1829, 1 vol. in-8.   2 fr.

MARTINET. *Manuel de clinique médicale,* contenant la manière d'observer en médecine. 3ᵉ édition, 1837, 1 vol. in-18.   4 fr. 50

MARX (Edmond). *Des accidents fébriles à forme intermittente et des phlegmasies à siége spécial qui suivent les opérations pratiquées sur le canal de l'urèthre.* 1861, br. in-8.   2 fr. 50

MARX (Edmond). *De la fièvre typhoïde.* 1864, in-8 de 86 pages.   3 fr

MASSE. *Petit atlas complet d'anatomie descriptive du corps humain.* 5e édition, contenant 112 planches dessinées d'après nature, gravées sur acier, et augmentée de tableaux synoptiques d'anatomie descriptive. 1863, 1 vol. grand in-18 anglais. Prix relié en demi-maroquin, figures noires. 20 fr.
    Figures coloriées. 36 fr.

MAUNOURY et SALMON. *Manuel de l'art des accouchements,* précédé d'une description abrégée des fonctions et des organes du corps humain, et suivi d'un exposé sommaire des opérations de petite chirurgie les plus usitées, à l'usage des élèves sages-femmes qui suivent les cours départementaux. 1861, 2e édition, corrigée et augmentée. 1 vol. in-8, avec 32 fig. 7 fr.

MAURY. *Traité complet de l'art du dentiste d'après l'état actuel des connaissances,* 3e édition, mise au courant de la science, avec des notes, par P. Gresset. 1841, 1 vol. in-8 et atlas in-8, de 42 pl. représentant 407 fig. 12 fr.

MAZIER. *Hygiène des enfants* contenant la manière de les gouverner et de les préserver de plusieurs maladies, particulièrement du croup. 1842, 1 vol. in-12. 2 fr.

Mémoire de la Société médicale d'émulation. 1798-1826, 9 vol. in-8. 30 fr.

Mémoires et prix de l'Académie royale de chirurgie. 1819, 12 vol. in-8, fig. 35 fr.

MENIÈRE. *Traité des maladies de l'oreille.* (Voy. Kramer.)

MENIÈRE. *De la guérison de la surdi-mutité et de l'éducation des sourds-muets;* exposé de la discussion qui a lieu à l'Académie impériale de médecine, avec notes critiques, réflexions, additions, et un résumé général. 1855, 1 volume in-8. 5 fr.

MENIÈRE. *Études médicales sur les poëtes latins.* 1858, 1 vol. in-8. 6 fr.

MENIÈRE. *Cicéron médecin,* étude médico-littéraire. 1862, 1 vol. in-18. 4 fr. 50

MENIÈRE. *Les consultations de madame de Sévigné,* étude médico-littéraire. 1 vol. in-8. (*Sous presse.*)

MENVILLE. *Conseils aux femmes à l'époque de l'âge de retour.* 1839, in-8. 2 fr.

MÉRAT. *Nouvelle flore des environs de Paris,* suivant la méthode naturelle, avec l'indication des vertus des plantes usitées en médecine. 4e édition. 1836, 2 vol. in-18. 7 fr.

MICHON. *Des tumeurs synoviales de la partie inférieure de l'avant-bras,* de la face palmaire du poignet et de la main. 1851, 1 vol. in-8, 13 fig. 3 fr. 50

MIGNOT (Paul de). *Notes et observations pratiques sur la dysenterie* et la cholérine; formules; etc. 1847, br. in-8. 1 fr.

MILSAND. *L'Esthétique anglaise.* Étude sur John Ruskin, 1 vol. in-18 de la *Bibliothèque de Philosophie contemporaine,* 2 fr. 50

MIRAULT. *Traité pratique de l'œil artificiel.* 1848, 1 vol. in-8, avec 23 fig. 8 fr.

MITSCHERLICH. *Éléments de chimie;* traduit de l'allemand, par L. Valérius. 1840, 3 vol. in-8. 12 fr.

MOLÉON (de). *Rapport sur les travaux du conseil de salubrité* de la ville de Paris de 1802 à 1840. 2 vol. in-8. 10 fr.

MONTALLEGRY (de). *Hypochondrie, spleen ou névroses trisplanchniques.* Observations relatives à ces maladies et leur traitement radical. 1841, 1 volume in-8. 2 fr. 50

MORDRET (Ambr.). *État actuel de la vaccine considérée au point de vue pratique et théorique,* et dans ses rapports avec les maladies et la longévité (couronné par l'Académie de médecine de Madrid). 1854, in-8 de 160 pages. 2 fr.

MOREAU. *Atlas de 60 planches sur l'art des accouchements.* Ces planches, exécutées d'après nature, par M. Émile Beau, sur les préparations anatomiques du docteur Jacquemier, ancien interne de la maison d'accouchement de Paris, sont destinées à servir de complément à tous les traités d'accouchements.
    Prix de l'atlas complet et cartonné, fig. noires. 25 fr.
    — — fig. coloriées. 60 fr.

MOREAU. *Novisimas demostraciones acerca del arté de Los Partos.* Obra que sirve de complemento a todos los tratados de partos, y que contiene 60 hermosas laminas en folio, con un testo explicativo. Traduccion castellana por D. Antonio Sanchez de Bustamante. 1846, figures noires.   **25 fr.**
— Figures coloriées.   60 fr.

MOREAU (Alexis). *Des grossesses extra-utérines.* 1853, 1 vol. in-8.   **2 fr. 50**

MOREAU. *Manuel des sages-femmes,* contenant la saignée, l'application des ventouses, la vaccination, la description et l'usage des instruments relatifs aux accouchements avec des notes sur plusieurs parties des accouchements (pour servir de complément aux principes d'accouchements de Baudelocque). 1839, 1 vol. in-12, avec figures.   **2 fr.**

MOREL-LAVALLÉE. *De la luxation de l'épaule en haut.* 1858, in-8.   **1 fr. 50**

MOREL-LAVALLÉE. *Appareil en gutta-percha pour la fracture des mâchoires* et pour leur section et leur réaction. 1862, broch. in-8 de 40 pages, avec figures.   **1 fr. 50**

MOREL-LAVALLÉE. *Sur la valeur relative des méthodes de traitement du rétrécissement de l'urèthre.* Thèse de concours. 1857, in-4.   **3 fr.**

MOREL-LAVALLÉE. *Sur l'ostéite* et ses suites. Thèse de concours, 1847, in-8. 2 fr. 50

MOREL-LAVALLÉE. *Des rétractions accidentelles des membres.* 1845, in-8.   **2 fr.**

MOREL-LAVALLÉE. *Remarques pratiques sur une série d'amauroses guéries par un traitement très-simple.* In-8.   **1 fr. 25**

MOREL-LAVALLÉE. *Moyen nouveau et très-simple de prévenir la roideur et l'ankylose dans les fractures,* bandage articulé. 1860, in-8. 1 fr. 25

MOREL-LAVALLÉE. *De la coxalgie sur le fœtus* et de son rôle dans la luxation congénitale du fémur. 1861, in-8.   **1 fr. 25**

MOREL-LAVALLÉE. *Cystite cantharidienne.* 1856, in-8.   **2 fr.**

MOREL-LAVALLÉE. *Épanchements traumatiques de sérosité.* 1850, in-8. 2 fr.

MOREL-LAVALLÉE. *Sur les corps étrangers articulaires.* Thèse de concours. 1853.   **3 fr.**

MOREL-LAVALLÉE. *Des luxations compliquées.* Thèse de concours, in-8. 3 fr.

MOREL-LAVALLÉE. *Des décollements traumatiques de la peau* et des couches sous-jacentes. Broch. in-8 de 80 pages.   **2 fr.**

MORIN. *Du magnétisme et des sciences occultes.* 1860, 1 vol. in-8.   **6 fr.**

MUNARET. *Le médecin des villes et des campagnes.* 4e édition, 1862, 1 vol. gr. in-18.   **4 fr. 50**

MUNARET. *Iconautographie de Jenner.* 1860, 1 vol. in-8.   **2 fr. 50**

MURPHY (W.). *De la fièvre puerpérale,* traduit de l'anglais, par M. le docteur Gentil. 1858, in-8.   **60 c.**

NAEGELÉ. *Manuel d'accouchements à l'usage des élèves sages-femmes,* nouvelle traduction de l'allemand sur la dernière édition, par M. le docteur Schlesinger-Rahier, augmentée et annotée par M. le docteur Jacquemier, ancien interne de la maison d'accouchements de Paris, suivi d'un appendice contenant la saignée, les ventouses, la vaccine et les préparations pharmaceutiques les plus usuelles et les plus simples, et terminé par un *Questionnaire* complet. (Ouvrage placé, par décision ministérielle, au rang des livres classiques des élèves sages-femmes de la Maternité de Paris). 1857, 1 volume gr. in-18 avec 87 fig. Nouvelle édition, augmentée.   **0 fr.**

NÉLATON. *Éléments de pathologie chirurgicale,* 1844-1859, 5 volumes in-8.
       37 fr.

— Les tomes IIIᵉ et IVᵉ se vendent séparément.   12 fr.
— Le tome Vᵉ et dernier se vend séparément.   9 fr.

     Cet ouvrage, comme son titre l'indique, a pour but de donner aux élèves un guide pour leurs études, et aux médecins un livre qui puisse leur servir à rappeler leurs souvenirs. C'est un résumé de toutes les connaissances qui ont paru indispensables pour pratiquer la chirurgie ; sans négliger les théories, l'auteur s'est surtout occupé des faits.
     L'auteur s'est partagé avec M. Requin, le champ de la pathologie, laissant à ce dernier la partie médicale, mais agissant tous deux selon un plan unique et une dépendance mutuelle.

NÉLATON. *De l'influence de la position dans les maladies chirurgicales.* (Concours de clinique chirurg.), 1851, in-8.   2 fr. 50

NETTER. *Des cabinets ténébreux* dans le traitement de l'héméralogie. 1862, broch. in-8 de 60 pages.   2 fr.

NETTER. *Lettres sur la contagion.* Broch. in-8 de 40 pages.   1 fr. 50

NICOD. *Traité sur les polypes et autres carnosités du canal de l'urèthre et de la vessie,* avec les meilleurs moyens de les détruire sans danger. 1835, 1 vol. in-8.   4 fr.

NOUVELLE PHARMACOPÉE DE LONDRES, ou Codex officiel d'Angleterre. Nouvelle traduction, par MM. Figuier et Nance. 1841, 1 vol. in-32.   2 fr.

OLLIVIER (d'Angers). *Traité des maladies de la moelle épinière,* contenant l'histoire anatomique, physiologique de ce centre nerveux chez l'homme. 3ᵉ édition. 1837, 2 vol. in-8 avec 27 fig.   7 fr.

OLLIVIER (Clément). *Histoire physique et morale de la femme.* 1857, 1 vol. in-8.   5 fr.

OLLIVIER (Clément). *Supériorité des émissions sanguines directes dans le traitement des affections utérines.* 1847, in-8.   1 fr. 50

OURGAUD. *Précis sur les eaux thermo-minérales à base de chaux,* de soude et de magnésie d'Ussat-les-Bains (Ariège), et rapport sur la saison thermale de 1859, avec plans et notes historiques, 1859, 1 vol. in-8.   2 fr.

PADIOLEAU. *De la médecine morale* dans le traitement des maladies nerveuses, par M. le docteur Padioleau, médecin à Nantes. *Ouvrage couronné par l'Académie impériale de médecine.* 1864, 1 vol. in-8 de 256 pages.   4 fr. 50

PALLAS (Em.). *De l'influence de l'électricité atmosphérique et terrestre sur l'organisme,* et de l'effet de l'isolement électrique, considéré comme moyen curatif et préservatif d'un grand nombre de maladies. 1847, 1 vol. in-8.   3 fr. 50

PARCHAPPE. *Recherches sur l'encéphale,* sa structure, ses fonctions et ses maladies. *Premier mémoire,* volume de la tête et de l'encéphale chez l'homme. *Deuxième mémoire,* altérations de l'encéphale dans l'aliénation mentale. 1836-38, 2 vol. in-8.   3 fr. 50

PASTA (de Bergame). *Traité des pertes de sang chez les femmes enceintes,* traduit par J.-L. ALIBERT. An VIII, 2 vol. in-8, br.   5 fr.

PAULET. *Recherches historiques et physiques sur les maladies épizootiques* avec les moyens d'y remédier dans tous les cas. 1775, 2 vol. in-8.   8 fr.

PAULY. *Maladies de l'utérus,* d'après les leçons cliniques de M. Lisfranc faites à l'hôpital de la Pitié. 1836, 1 vol. in-8.   6 fr.

PAYAN (d'Aix). *Mémoire sur l'ergot de seigle,* son action thérapeutique et son emploi médical. 1841, in-8.   2 fr.

PAYEN et CHEVALLIER. *Traité de la pomme de terre,* sa culture, ses divers emplois, etc. 1826, 1 vol. in-8.   3 fr

PAYEN et CHEVALLIER. *Traité élémentaire des réactifs,* leurs préparations, leurs emplois spéciaux et leurs applications à l'analyse ; 3ᵉ édit., augmentée d'un supplément contenant les nouvelles recherches faites : 1° sur l'arsenic, à l'aide de l'appareil de Marsh ; 2° sur l'antimoine ; 3° sur le plomb ; 4° sur le cuivre ; 5° sur le sang ; 6° sur le sperme. 1841, 3 vol. in-8, fig.   9 fr.

PELLETAN. *Clinique chirurgicale* ou mémoires et observations de chirurgie clinique et sur d'autres objets relatifs à l'art de guérir. 1810, 3 vol. in-8, fig. 12 fr.

PELLETAN. *Traité élémentaire de physique générale et médicale,* par P. Pelletan, professeur de physique à la Faculté de médecine de Paris, 3ᵉ édition. 1838, 2 vol. in-8, avec fig.   14 fr.

PERCY. *Manuel du chirurgien d'armée,* ou Instruction de chirurgie militaire sur le traitement des plaies d'armes à feu, avec la méthode d'extraire de ces plaies les corps étrangers. 1830, in-12, fig.   2 fr. 50

PERRIER. *De l'infection palustre en Algérie.* 1844, in-8.   1 fr. 50

PERRIER. *De l'acclimatement en Algérie.* 1845, in-8.   2 fr.

PERSON. *Éléments de physique,* par le docteur Person, agrégé de la Faculté de médecine de Paris, agrégé de l'Université, professeur de physique à la Faculté des sciences de Besançon, etc. 1836-1841, 2 vol. in-8 de 1210 pages avec atlas in-4 de 675 fig.   12 fr.

PETIT. *Traité des maladies des os,* dans lequel on a représenté les appareils et les machines qui conviennent à leur guérison. Nouvelle édition revue et augmentée par Louis. 1785, 2 vol. in-12.   3 fr.

PETIT (Jean-Louis). *Œuvres complètes.* 1837, 1 vol. in-8.   6 fr.

PETIT (M. A.). *Collection d'observations cliniques* (ouvrage posthume). 1815, 1 vol. in-8.   3 fr.

PETIT. *Recherches statistiques sur l'étiologie du suicide.* 1850, in-4.   2 fr.

PETIT (de l'île de Ré). *La syphilis connaît-elle pour cause un principe spécifique,* ou n'est-elle que le résultat de l'irritation ? 1830, in-8.   1 fr. 50

PETIT (de Maurienne). *Mémoire sur le traitement de l'aliénation mentale.* 1843, in-8 de 114 pages.   2 fr.

PÉTREQUIN. *Mélanges de chirurgie,* ou Histoire médico-chirurgicale de l'Hôtel-Dieu de Lyon, depuis sa fondation jusqu'à nos jours, avec l'histoire spéciale de la syphilis dans cet hospice. 1845, 1 vol. in-8.   4 fr. 50

PÉTREQUIN. *Clinique chirurgicale de Lyon* (compte rendu). 1850, in-8. 2 fr. 25

PÉTREQUIN. *Action des eaux minérales d'Aix en Savoie dans les maladies des yeux.* 1852, in-8.   1 fr. 50

PÉTREQUIN. *De la taille et de la lithotritie ;* recherches sur l'étiologie et le traitement des principaux accidents. 1852, in-8.   2 fr.

PEYRAUD. *Histoire raisonnée des progrès que la médecine pratique doit à l'auscultation.* Ouvrage couronné par la Société de médecine de Bordeaux. 1840, 1 vol. in-8.   2 fr. 50

PHILIPS (J.-P.). *Cours théorique et pratique de braidisme,* ou hypnotisme nerveux, considéré dans ses rapports avec la psychologie, la physiologie et la pathologie, et dans ses applications à la médecine, à la chirurgie, à la physiologie expérimentale, à la médecine légale et à l'éducation. 1860, 1 vol. in-8.   3 fr. 50

PHILIPS. *Influence réciproque de la pensée, de la sensation* et des mouvements végétatifs (mémoire lu à la Société psychologique), suivi d'un rapport fait à la
Société, par M. le docteur Buchez. 1862, in-8.   1 fr.

PHILLIPS. *Amputation dans la contiguïté des membres.* 1838, 1 vol. in-8,
avec 14 planches.   7 fr.

PHILLIPS. *La chirurgie de M. Dieffenbach.* 1re partie avec 4 planches. 1840,
1 vol. in-8.   3 fr.

PHILLIPS. *De la ténotomie sous-cutanée,* ou des opérations qui se pratiquent
pour la guérison des pieds bots, du torticolis, de la contracture de la main et des
doigts, des fausses ankyloses angulaires du genou, du strabisme, de la myopie, du
bégayement, etc. 1841, 1 vol. in-8 avec. 12 pl.   3 fr.

PHILLIPS. *Du bégayement et du strabisme,* nouvelles recherches. 1841, in-8.
    1 fr. 25

PHILLIPS. *De la goutte militaire et de son traitement.* 1850, in-8.   1 fr.

PHILLIPS. *Des accidents produits par l'introduction des instruments
chirurgicaux dans les voies urinaires, et de leur traitement.* 1858,
in-8.   1 fr.

PHILLIPS. *Considérations pratiques sur le rétrécissement de l'urèthre*
dit infranchissable et sur son traitement. 1853, in-8.   1 fr. 50

PHILLIPS. *Traité des maladies des voies urinaires.* 1860, 1 fort vol. in-8 avec
97 fig. intercalées dans le texte.   10 fr.

PICHARD. *Maladies des femmes.* Des ulcérations et des ulcères du col de la matrice et de leur traitement. 1848, 1 vol. gr. in-8 de 500 pages, avec 27 fig.   8 fr.

PIETRA-SANTA. *Enseignement médical en Toscane et en France.* 1853,
in-8.   1 fr. 50

PIETRA-SANTA. *Influence des pays chauds sur la marche de la tuber-
culisation.* 1857, in-8.   1 fr. 50

PIGNÉ. *Annales de l'anatomie et de la physiologie pathologiques.* 1846,
1 vol. gr. in-8 de 290 pages, avec 55 figures représentant des pièces d'anatomie pathologique du musée Dupuytren.   7 fr.

PINEL. *Traité médico-philosophique sur l'aliénation mentale.* 2e édition
entièrement refondue et très-augmentée. 1809, 1 vol. in-8.   7 fr.

PINEL (Scipion). *Traité de pathologie cérébrale* ou des maladies du cerveau.
1844, 1 vol. in-8.   5 fr.

PINETTE (Joseph). *Auguste* ou l'éducation physique de l'enfance et de la jeu-
nesse, dans ses rapports avec son éducation morale et intellectuelle, 1re partie. *Manuel des mères.* 1855, 1 vol. in-12.   2 fr.

PIORRY. *Irritation encéphalique des enfants.* 1823, in-8.   1 fr. 50

PIORRY. *Du procédé opératoire à suivre dans l'exploration des organes
par la percussion médiate,* accompagné de mémoires sur la circulation, les
pertes de sang, le sérum du sang, la respiration, l'asphyxie, la strangulation, la
submersion, la langue considérée sous le rapport du diagnostic, l'abstinence, la mi-
graine, etc. 1835, 1 fort vol. in-8.   6 fr.

POINTE. *Histoire topographique et médicale du grand Hôtel-Dieu de
Lyon,* dans laquelle sont traitées la plupart des questions qui se rattachent à l'organisation des hôpitaux en général. 1842, 1 vol. gr. in-8.   7 fr. 50

POINTE. *Hygiène des colléges* (autorisée par le conseil de l'Université). 1846, 1 vol. in-18.   4 fr. 50

POINTE. *Loisirs médicaux et littéraires ;* recueils d'éloges historiques, de relations médicales de voyages, d'annotations diverses, etc., documents pour servir à l'histoire de Lyon. 1844, 1 vol. in-8.   4 fr. 50

PORTAL. *Observations sur la nature et le traitement de l'hydropisie.* 1824, 2 vol. in-8.   6 fr.

PORTAL. *Observations sur la nature et le traitement de l'épilepsie.* 1827, 1 vol. in-8.   5 fr.

PORTAL. *Observations sur la nature et le traitement de la phthisie pulmonaire.* 1809, 2 vol. in-8.   8 fr.

POUGENS. *Dictionnaire de médecine et de chirurgie pratiques,* mis à la portée des gens du monde, ou moyens les plus simples et les mieux éprouvés de traiter toutes les infirmités humaines, et contenant les conseils pour conserver la santé. 2ᵉ édit. 1820, 4 vol. in-8.   12 fr.

POUTEAU. *Œuvres posthumes de chirurgie.* 1783, 3 vol. in-8.   9 fr.

PRAVAZ. *Mémoire sur la réalité de l'art orthopédique.* 1845, br. in-8. 3 fr.

PUJOL. *Œuvres de médecine pratique,* avec une notice sur sa vie et ses travaux, par F.-G. Boisseau. 1823, 4 vol. in-8.   10 fr.

QUETELET. *Propositions de physique* ou résumé d'un cours de physique générale. 1834, 3 vol. in-8.   4 fr.

QUEVENNE ET **BOUCHARDAT.** *Du lait.* 1ᵉʳ fascicule : Instruction sur l'essai et l'analyse du lait (chimie légale); 2ᵉ fascicule : Du lait en général; des laits de femme, d'ânesse, de chèvre, de brebis, de vache en particulier. 1856, in-8.   6 fr.
–- On vend séparément l'instruction pour l'essai et l'analyse du lait. 1856, in-8. 1 fr. 25

RAINARD. *Traité de pathologie et de thérapeutique générale vétérinaire.* 1840, 2 vol. in-8.   8 fr.

RÉCAMIER. *Recherches sur le traitement du cancer* par la compression méthodique simple et combinée, et sur l'histoire générale de la même maladie; suivies de notes : 1ᵉ sur les forces et la dynamétrie vitales; 2° sur l'inflammation et l'état fébrile. 1829, 2 vol. in-8, avec 20 fig.   5 fr.

RÉGNAULT. *Mémoire sur une maladie particulière des genoux.* 1861, in-8.   1 fr. 25

RÉMUSAT (CHARLES DE). *Philosophie religieuse.* De la théologie naturelle en France et en Angleterre, 1864, 1 vol. in-18 de la *Bibliothèque de Philosophie contemporaine.*   2 fr. 50.

REMY. *Essai d'une nouvelle classification de la famille des Graminées.* Première partie, les *Genres.* 1861, 1 vol. in-8.   8 fr.

RENAULT DU MOTEY. *Mémoire sur les fractures des os du métacarpe.* 1854, in-4.   2 fr.

Répertoire de pharmacie. Recueil pratique paraissant tous les mois, publié par M. le professeur BOUCHARDAT. Le prix d'abonnement est de 6 francs. Le *Répertoire de pharmacie* a commencé en juillet 1844. Le prix de la collection jusqu'en juillet 1864, 20 volumes, est de 65 francs.

Les années séparées, prises après leur publication, se vendent 5 *francs.*

REQUIN. *Éléments de pathologie médicale.* 1843-1863, 4 forts vol. in-8.
  Prix de ces 4 vol.   30 fr.
  Le tome III se vend séparément.   6 fr.
  Le tome IV se vend séparément.   8 fr.

Ce volume est rédigé de la manière suivante : les pyrexies de MM. Requin et Charcot, névroses par M. Axenfeld, et les maladies mentales par M. Brierre de Boismont.

Ces *éléments* forment la partie *médicale* de l'ouvrage de pathologie entrepris par MM. Requin et Nélaton.
L'auteur aborde d'abord la pathologie générale, puis la pathologie spéciale qu'il divise en nosographie organique et nosographie étiologique.
En tête de chaque chapitre, se trouve une bibliographie médicale, contenant le nom et une courte analyse des opinions des auteurs qui ont écrit sur le même sujet. Viennent ensuite la synonymie, l'historique, la symptomatologie, les caractères anatomiques, l'étiologie, le diagnostic et la thérapeutique de chaque maladie.

REQUIN. *Généralités de la physiologie;* plan et méthode à suivre dans l'enseignement de cette science. 1831, in-4.   1 fr. 25

REQUIN. *Des prodromes dans les maladies.* 1840, in-8.   1 fr. 50

REQUIN. *Des purgatifs* et de leurs principales applications (thèse pour le concours de matière médicale). 1839, in-8.   2 fr.

REQUIN. *De la spécificité dans les maladies* (thèse pour la chaire de pathologie médicale). 1851, in-8.   2 fr.

RÉVEILLÉ-PARISE. *Une saison aux eaux minérales d'Enghien;* considérations hygiéniques et médicales sur cet établissement. 1843, 1 vol. in-12.   3 fr.

Revue des cours scientifiques et littéraires de la France et de l'étranger. Voyez page 5.

REY. *Dégénération de l'espèce humaine* et sa régénération. 1863, 1 vol. in-8 de 226 pages.   3 fr.

RIBES (de Montpellier). *De l'anatomie pathologique* considérée dans ses rapports avec la science des maladies. 1834, 2 vol. in-8.   12 fr.

RICHERAND. *Des erreurs populaires relatives à la médecine.* 2ᵉ édition, 1812, 1 vol. in-8.   3 fr.

RICQUE. *Études sur l'île de la Guadeloupe.* 1857, in-8.   1 fr. 25

RIGAUD. *De l'anaplastie des lèvres,* des joues et des paupières. 1841, 1 vol. in-8.   3 fr. 50

RIVALLIÉ. *Traitement du cancer* et des affections scrofuleuses par l'acide nitrique solidifié; emploi de l'alun dans le pansement des plaies. 1850, 1 vol. in-8, avec 3 fig.   4 fr. 50

RIVIÈRE. *Éléments de géologie pure et appliquée,* ou résumé d'un cours de géologie industrielle et comparative. 1839, 1 vol. in-8, 230 fig.   7 fr.

ROBERT. *Conférences de clinique chirurgicale* faites à l'Hôtel-Dieu de Paris pendant l'année 1858-1859, par M. A. C. Robert, chirurgien de l'Hôtel-Dieu, membre de l'Académie de médecine, etc., recueillies et publiées sous sa direction par le docteur A. Doumic. 1 vol. in-8 de 550 pages avec 4 planches.   7 fr.

ROBERT (A.). *Des anévrysmes de la région sus-claviculaire.* 1842, in-8. 1 pl.   3 fr.

ROBERT (A.). *Mémoire sur la nature de l'écoulement aqueux* très-abondant qui accompagne certaines fractures de la base du crâne. 1846, in-8.   1 fr. 50

ROBERT (A.). *Des affections granuleuses,* ulcéreuses et carcinomateuses du col de l'utérus. 1848, 1 vol. in-8, avec 6 fig. coloriées.   3 fr. 50

ROBERT (A.). *Des amputations partielles et de la désarticulation du pied* (concours de médecine opératoire). 1850, in-8, 209 pages.   3 fr. 50

ROBERT (A,). *Des vices congénitaux de conformation des articulations* (concours de clinique chirurgicale). 1851, 1 vol. in-8 avec 2 fig.   3 fr. 50

ROBERT (A.). *Considérations pratiques sur les varices artérielles du cuir chevelu.* 1851, in-8.   1 fr. 50

ROBERT. *Notice sur les eaux gazeuses alcalines et ferrugineuses d'Antogast.* 1856, in-18.   60 c,

ROBERT. *Notice sur Wolfach.* Sa source ferrugineuse, ses bains, etc. 1858, in-18.   60 c.

ROBIN (Ch.) ET BÉRAUD. *Éléments de physiologie de l'homme et des principaux vertébrés.* 1856-57, 2 vol. g. in-18.   12 fr.

ROBIN (Ch). *Journal de l'anatomie et de la physiologie normales et pathologiques.* Voy. page 5.

ROBIN (Ch.). *Observations sur l'ostéogénie.* 1851, in-8.   1 fr. 25

ROBIN (Ch.). *Anatomie pathologique des cataractes en général.* 1856, in-8.   1 fr. 50

ROBIN (Édouard). *Rôle de l'oxygène dans la respiration* et la vie des végétaux et dans la statique des engrais. 1851, in-8.   1 fr. 25

ROBIN (Édouard). *Mode d'action des anesthésiques par inspirations.* 1852, in-8.   1 fr. 25

ROBIN (Édouard). *Loi nouvelle régissant les différentes propriétés chimiques,* et permettant de prévoir sans l'intervention des affinités, l'action des corps simples sur les composés binaires, spécialement par voie sèche, etc. 1853, in-8.   1 fr. 25

ROBIN (Édouard). *L'albuminurie dans ses rapports avec l'hématose.* L'éclampsie des femmes enceintes. 1854, in-8.   1 fr. 25

ROGERS (William). *Dictionnaire des sciences dentaires* ou Répertoire général de toutes les connaissances nécessaires au dentiste. 2ᵉ édition, 1847, 1 vol. in-8.   10 fr.

ROGNETTA. *Traité philosophique et clinique d'ophthalmologie* basé sur les principes de la thérapeutique dynamique. 1844, 1 vol. in-8.   5 fr.

ROLANDO. *Inductions physiologiques et pathologiques* sur les différentes espèces d'excitabilité et d'excitement sur l'irritation, et sur les puissances excitantes, débilitantes et irritantes, traduites par MM. Jourdan et Boisseau. 1822, 1 vol. in-8.   3 fr.

ROLLET. *Recherches cliniques et expérimentales sur la syphilis,* le chancre simple et la blennorrhagie, et principes nouveaux d'hygiène, de médecine légale et de thérapeutique, appliqués à ces maladies. 1861, 1 vol. in-8, avec atlas de 20 figures dont 10 coloriées.   14 fr.

ROSENBAUM. *Histoire de la syphilis dans l'antiquité,* avec des recherches pour servir aux médecins, aux philologues et aux antiquaires, traduite de l'allemand, par M. Santlus. 1847, 1 vol. in-8.   6 fr.

ROUSSEL (Théophile). *De la pellagre,* de son origine, de ses progrès, de son existence en France, de ses causes et de son traitement. 1845, 1 volume in-8.   6 fr.

ROUSSET. *Compte rendu des faits observés à la clinique d'accouchement de Bordeaux.* 1855, in-8.   2 fr.

ROUX. *Mémoire et observations sur la réunion de la plaie après l'amputation des membres.* 1814, in-8.   1 fr. 25

ROUX. *Discussions sur les tumeurs fibreuses du sein.* 1844, in-8.   1 fr.

ROUX. *Résections.*   2 fr. 50

ROUX. *Faits et remarques sur les tumeurs fongueuses,* sanguines ou anévrys-
males des os. 1845, in-8.   1 fr.

ROUX. *Résumé statistique de la clinique chirurgicale de l'Hôtel-Dieu.*
1845, in-8.   3 fr.

ROUX. *Rapport sur des observations relatives à l'opération de la taille.*
1846, in-8.   1 fr.

ROUX. *Mémoire sur les exostoses et sur les opérations qui leur conviennent.* 1847, in-8.   1 fr.

ROUX. *Communication à l'Académie des sciences sur les effets de l'éther
et du chloroforme.* 1847, in-4.   1 fr.

ROUX. *Faits et remarques pour servir à l'histoire de l'anévrysme arté-
rioso-veineux.* 1850, in-8.   1 fr.

ROUX. *Quarante années de pratique chirurgicale.* 1854-1855, 2 vol. in-8.
                                                                                  6 fr.

RUFZ. *Quelques recherches sur les symptômes et sur les lésions anatomiques de l'hydrocéphale aiguë,* la fièvre puerpérale, la méningite et la mé-
ningo-céphalite chez les enfants, 1835, in-4.   1 fr. 50

RUFZ. *Enquête sur le serpent de la Martinique* (vipère fer-de-lance, Bothrops
lancéolé). 1860, 2e édit. 1 vol. in-8, fig.   5 fr.

RULLIER. *Essai sur le goître.* 1817, in-8.   1 fr. 25

RULLIER. *Essai sur l'empyème et sur l'opération propre aux différents
épanchements de poitrine.* 1817, in-8.   1 fr. 50

SAISSET (Émile). *L'âme et la vie* suivi d'une étude sur l'esthétique française.
1864, 1 vol. in-18 de la *Bibliothèque de philosophie contemporaine.*   2 fr. 50

SAISSET (Émile). *Critique et histoire de la philosophie.* (fragments et discours).
1864, 1 vol. in-18 de la *Bibliothèque de Philosophie contemporaine.*   2 fr. 50.

SALLENAVE. *Traité des espèces méconnues et curables des maladies chroniques.* 1847, 1 vol. in-8.   3 fr. 50

SANCHÈS. *Observations sur les maladies vénériennes,* publiées par M. Andry. 1785, 1 vol. in 12.   1 fr. 50

SANDRAS (feu) et **BOURGUIGNON.** *Traité pratique des maladies nerveuses.*
2e édition, entièrement refondue, 1860-1861, 2 vol. in-8.   12 fr.

SAPPEY. *Recherches sur l'appareil respiratoire des oiseaux.* 1847, 1 vol.
gr. in-4, avec 12 fig.   9 fr.

SAUCEROTTE. *Tableau synoptique des races humaines,* montrant leur origine, leur distribution géographique, leurs caractères distinctifs, les peuples dérivés,
feuille gr. in-folio avec fig. col.   3 fr. 50

SCARPA. *Traité des maladies des yeux,* traduit de l'italien, par MM. Bousquet
et Bellanger. Paris. 1821, 2 vol. in-8, avec fig.   5 fr.

SCARPA. *Traité de l'opération de la taille,* traduit de l'italien par C.-P. Ollivier (d'Angers) avec des additions et un mémoire sur la taille bilatérale. 1826,
1 vol. in-8.   3 fr.

SCARPA et **LÉVEILLÉ.** *Mémoires de physiologie et de chirurgie pratique.*
1804, 1 vol. in 8.   3 fr.

SCHANGE. *Précis sur le redressement des dents.* 1841, 1 vol. in-8.   2 fr.

SCHWEIGHÆUSER. *Pratique des accouchements en rapport avec l'expérience.* 1833, in-8.   5 fr.

SEGOND. *Programme de morphologie,* contenant une classification nouvelle des manmifères, in-8 de 96 pages.   **2 fr.**

SEMANAS. *Mémoire sur les fonctions du foie pendant la digestion, et sur les usages de la bile pour l'albumine digestive,* 1854, in-8.   **1 fr. 25**

SERINGE. *Éléments de botanique spécialement destinés aux établissements d'éducation.* 1841, 1 vol. in-8, avec 28 planches gravées.   **6 fr.**

SERINGE. *Flore des jardins et des grandes cultures,* ou description des plantes de jardins, d'orangeries et de grandes cultures, leur multiplication, l'époque de leur floraison et de leur fructification, et leur emploi. 1845 à 1849, 3 vol. in-8, de 1896 pages, avec 31 pl. fig. noires et color.   **12 fr.**

SERINGE. *Flore du pharmacien,* du droguiste et de l'herboriste, ou description des plantes médicinales cultivées en France. 1852, 1 vol. in-12.   **6 fr.**

SERRE. *Traité pratique de la réunion immédiate et de son influence sur les progrès récents de la chirurgie.* 1837, 1 vol. in-8, avec 10 fig.   **5 fr.**

SERRE. *Traité sur l'art de restaurer les difformités de la face selon la méthode par déplacement,* ou méthode française, 1842, 1 vol. in-8, et atlas in-4.   **12 fr.**

SERRE (d'Alais). *Recherches sur l'origine et les progrès futurs de la clinique et sur la méthode à suivre dans l'enseignement de la partie chirurgicale de cette science.* 1835, br. in-8.   **1 fr. 50**

SERRE (d'Alais). *Mémoire sur l'inflammation de la peau,* du tissu cellulaire, des veines et des vaisseaux; un nouveau traitement spécial. 1837, in-8.   **2 fr. 50**

SHRIMPTON. *La guerre d'Orient,* l'armée anglaise et miss Nightingale. 1864, in-8.   **2 fr.**

SICHEL. *Leçons cliniques sur les lunettes* et les états pathologiques consécutifs à leur usage irrationnel. 1848, 1 vol. in-8 de 148 pages.   **3 fr. 50**

SNELLEN. *Échelle typographique* pour mesurer l'acuité de la vision par le docteur Snellen, médecin de l'hôpital néerlandais pour les maladies des yeux à Utrecht. 1862, br. in-8.   **4 fr.**

SOEMMERING. *Traité des maladies de la vessie et de l'urèthre,* considérées particulièrement chez les vieillards, trad. de l'allemand, avec des notes, par M. Hollard. 1824, 1 vol. in-8.   **3 fr. 50**

SOLAYRÈS. *Dissertation sur l'accouchement terminé par les seules forces de la mère,* traduite du latin par le docteur Andrieux. 1842, in-8.   **1 fr. 50**

SPURZHEIM. *Observations sur la folie* ou sur les dérangements des fonctions morales et intellectuelles de l'homme, avec 2 pl. Paris, 1818, in-8.   **6 fr.**

SPURZHEIM. *Essai philosophique sur la nature morale et intellectuelle de l'homme.* 1820, 1 vol. in-8.   **4 fr. 50**

SPURZHEIM. *Observations sur la phrénologie* ou la connaissance de l'homme moral et intellectuel, fondée sur les fonctions du système nerveux. 1818, 1 vol. in-8.   **6 fr.**

SPURZHEIM. *Essai sur les principes élémentaires de l'éducation.* Paris, 1822, 1 vol. in-8.   **3 fr. 50**

STANSKI. *Recherches sur les corps étrangers de la région sublinguale,* 1846, in-8.   **1 fr. 25**

STOLL. *Médecine pratique, avec les aphorismes de Stoll et de Boerhaave,* trad. par Mahon, avec des notes par Pinel, Baudelocque, etc. Nouvelle édit. 1855, 1 vol. in-8.   **3 fr. 50**

SURUN. *Coup d'œil sur l'état actuel de la médecine.* 1826, in-8.   **1 fr. 25**

SZERLECKI. *Tractatus de fracturá colli ossis femoris, cui annexa est observatio rarissima de ossium mollitie.* 1834, in-4, avec 3 pl.   2 fr.

SZERLECKI. *Dictionnaire de thérapeutique* contenant les moyens curatifs employés dans toutes les maladies par les médecins praticiens les plus distingués. 1837, 2 vol. in-8.   8 fr.

TAINE. *Le positivisme anglais,* étude sur Stuart Mill. 1864, 1 vol. gr. in-18 de la *Bibliothèque de philosophie contemporaine.*   2 fr. 50

TAINE. *L'idéalisme anglais,* étude sur Th. Carlyle. 1864, 1 vol. in-18 de la *Bibliothèque de philosophie contemporaine.*   2 fr. 50

TAMIN-DESPALLES. *De la phthisie pulmonaire* (pneumo-phymie). 1864, 1 vol. in-8 de 303 pages.   3 fr. 50

TAMIN-DESPALLFS. *Mémoire sur le traitement de la phthisie pulmonaire.* 1864, in-8 de 18 pages.   1 fr. 25

TANCHOU. *Recherches sur le traitement médical des tumeurs cancéreuses du sein,* ouvrage pratique basé sur 300 observations, avec des planches et une statistique sur la fréquence de ces maladies. 1844, 1 vol. in-8.   3 fr.

TANCHOU. *Enquête sur l'authenticité des phénomènes électriques d'Angélique Cottin.* 1846, in-8.   1 fr. 50

TARDIEU. *Supplément au dictionnaire des dictionnaires de médecine français et étrangers,* publié sous la direction de Fabre. 1851, 1 vol. in-8. 9 fr.

TARDIEU. *Manuel de pathologie et de clinique médicales.* 3ᵉ édition, corrigée et augmentée, 1864, 1 vol. grand in-18.   7 fr.

TAVEAU. *Nouvelle hygiène de la bouche,* 5ᵉ édition complétement refondue, et considérablement augmentée. 1843, 1 vol. in-8.   3 fr.

TAVERNIER. *Notice sur le traitement des difformités de la taille,* au moyen de la ceinture à inclinaison, sans lits à extension ni béquille, etc. 1844, gr. in-8. 2 fr.

TAVIGNOT. *Recherches sur les affections glaucomateuses.* 1856, br. in-8.   1 fr. 25

TÉALLIER. *Du tartre stibié et de son emploi dans les maladies.* 1832, 1 vol. in-8.   4 fr.

TERME et MONTFALCON. *Nouvelles considérations sur les enfants trouvés* suivies des rapports sur l'histoire des enfants trouvés, par MM. Benoiston de Chateauneuf et Villemain. Lyon, 1838, in-8.   1 fr. 50

THERY (de Langon). *Traité de l'asthme.* 1859. 1 vol. in-8.   5 fr.

THÉVENIN. *Hygiène publique,* analyse du rapport général des travaux du conseil de salubrité de la Seine de 1849 à 1858. 1861, 1 vol. in-18.   2 fr. 50

THIAUDIÈRE. *Observations sur deux cas remarquables d'accouchements laborieux.* 1830, in-8.   1 fr. 25

THIAUDIÈRE. *De l'exercice de la médecine en province et à la campagne,* considéré dans ses rapports avec la pratique. 1839, in-8.   2 fr.

THORE. *Études sur les maladies incidentes des aliénés.* 1847. 1 vol. in-8.   4 fr.

TISSOT. *L'onanisme.* Dissertation sur les maladies produites par la masturbation ; nouvelle édition, revue, corrigée, entièrement refondue, augmentée des travaux des médecins modernes, et suivie du poëme intitulé : ONAN, OU LE TOMBEAU DU MONT-CINDRE, par Marc-Antoine Petit (de Lyon). 1856, 1 vol. grand in-18 de 288 pages.　　　　2 fr. 50

TREHAN. *Nouveau traitement des hémorrhagies utérines* qui suivent l'accouchement par la compression de l'aorte ventrale. 1829, in-8.　　　　1 fr.

TRIQUET. *Nouvelles recherches d'anatomie de pathologie sur la région parotidienne.* 1852, in-8.　　　　1 fr.

TURCK. *Traité de la goutte* et des maladies goutteuses. 1837, 1 vol. in-8.　　　　5 fr.

TURCK. *Mémoire sur la nature de la fièvre typhoïde et sur le traitement à lui opposer.* 1843, in-8.　　　　1 fr.

UNDERWOOD. *Traité sur les ulcères des jambes,* traduit de l'anglais. 1744, in-12.　　　　1 fr. 50

VACQUEZ. *Chirurgie conservatrice.* Mémoire sur l'amputation sous-astragalienne ; extirpation du calcanéum. 1859, in-4, fig.　　　　3 fr. 50

VANIER (du Havre). *Clinique des hôpitaux des enfants,* et Revue rétrospective médico-chirurgicale, thérapeutique et hygiénique des maladies de l'enfance. 1841-1843, 3 vol. in-8.　　　　7 fr.

VAUCHER. *Histoire des conferves d'eau douce,* suivie de l'histoire des *Tremelles* et des *Ulves.* 1803, 1 vol. in-4, avec 92 figures.　　　　6 fr.

VAUQUELIN. *De l'application de la suture enchevillée,* à l'opération de l'entropion spasmodique au moyen d'une nouvelle cheville. 1857, br. in-8. 1 fr. 50

VELPEAU. *Leçons orales de clinique chirurgicale* faites à l'hôpital de la Charité, par M. le professeur Velpeau, recueillies et publiées par MM. les docteurs Jeanselme et P. Pavillon. 1840-1841, 3 vol. in-8.　　　　24 fr.

VELPEAU. *Mémoire sur les anus contre nature dépourvus d'éperon,* et sur une nouvelle manière de les traiter. 1836, in-8.　　　　1 fr. 50

VELPEAU ET BÉRAUD. *Manuel d'anatomie chirurgicale, générale et topographique,* par M. Velpeau, membre de l'Institut, professeur à la Faculté de médecine de Paris, et M. Béraud, chirurgien des hôpitaux.　　　　1862, 1 vol. in-18 de 622 pages.　　　　7 fr.

VENOT. *Emploi thérapeutique de l'oléo-stéarate de mercure.* 1857, in-8.　　　　1 fr.

VÉRA (A). *Essais de philosophie hégélienne,* 1 vol. in-18 de la *Bibliothèque de Philosophie contemporaine.*　　　　2 fr. 50

VERNEUIL. *Précis d'embryologie* (voy. JAMAIN, *Anatomie*).

VERNEUIL. *Le système veineux* (anatomie et physiologie), *concours d'agrégation.* 1853, 1 vol. in-8.　　　　3 fr. 50

VERNEUIL. *Mémoire sur quelques points de l'anatomie du pancréas.* 1851, in-8.　　　　1 fr. 25

VIGAROUX. *Cours élémentaire des maladies des femmes,* ou Essai sur une nouvelle méthode pour étudier et classer ces maladies. 1801, 2 vol. in-8.　　　　3 fr.

VIGNAL. *Essai sur la brûlure et son nouveau traitement* par l'usage du poil du typha. 1833, br. in-8.　　　　1 fr.

VILETTE DE TERZÉ. *La vaccine,* ses conséquences funestes démontrées par le faits, l'observation, l'anatomie pathologique et l'arithmétique (réponse au Questionnaire anglais relatif à la vaccine). 1857, in-8.　　　　3 fr.

VILLENEUVE. *Mémoire historique sur l'emploi du seigle ergoté,* pour accélérer ou déterminer l'accouchement ou la délivrance dans le cas d'inertie de la matrice. 1827, 1 vol. in-8.   3 fr.

VILLENEUVE. *De l'opération césarienne* après la mort de la mère. *Réponse à M. le docteur Depaul.* br. in-8 de 160 pages.   2 fr. 50

VINGTRINIER. *Des épidémies qui ont régné dans l'arrondissement de Rouen, de* 1814 *à* 1850, in-8.   1 fr. 25

VIRCHOW. *Des trichines à l'usage des médecins et des gens du monde,* traduit de l'allemand avec l'autorisation de l'auteur, par E. Onimus, élève des hôpitaux de Paris, in-8 de 55 pages et planche coloriée.   2 fr.

VIREY. *L'art de perfectionner l'homme* ou de la médecine spirituelle et morale. 1808, 2 vol. in-8.   8 fr.

VIREY. *Traité complet de pharmacie théorique et pratique,* 4ᵉ édit. 1840, 2 vol. in-8.   6 fr.

VOISIN (Félix). *De l'homme animal.* 1839, 1 vol. in-8.   7 fr. 50

WILLEMIN. *Mémoire sur le bouton d'Alep.* 1854, in-8, avec 4 fig. col.   3 fr.

WILLEMIN. *De l'emploi des eaux de Vichy dans les affections chroniques de l'utérus.* 1857, 1 vol. in-8.   4 fr.

WILLEMIN. *Clinique médicale de Vichy* pendant la saison 1862. Broch. in-8 de 42 pages.   1 fr. 25

WILLEMIN. *Des coliques hépatiques* et de leur traitement par les eaux de Vichy. 1862, 1 vol. in-8, de 48 pages.   3 fr.

WOILLEZ (Madame). *Les médecins moralistes,* code philosophique et religieux extrait des écrits des médecins anciens et modernes, notamment des docteurs français contemporains, avec un discours préliminaire de feu le professeur Brachet (de Lyon) et une notice par le docteur Descuret. 1862, in-8.   6 fr.

ZAGIELL. *Des maladies des yeux régnantes* en Afrique, en Égypte et en Nubie. In-8 de 59 pages.   2 fr.

ZIMMERMANN. *De la solitude,* des causes qui en font naître le goût, de ses inconvénients, de ses avantages et de son influence sur les passions, l'imagination, l'esprit et le cœur; traduit de l'allemand par M. Jourdan. Nouvelle édition. 1840, in-8.   3 fr. 50

TABLE ALPHABÉTIQUE PAR ORDRE DE MATIÈRES.